Kanchan Wadekar
Nitin Gulve

Análises de Dentição Mista

Kanchan Wadekar
Nitin Gulve

Análises de Dentição Mista

Um guia precoce para a gestão do espaço e o
planeamento do tratamento ortodôntico

ScienciaScripts

Imprint

Any brand names and product names mentioned in this book are subject to trademark, brand or patent protection and are trademarks or registered trademarks of their respective holders. The use of brand names, product names, common names, trade names, product descriptions etc. even without a particular marking in this work is in no way to be construed to mean that such names may be regarded as unrestricted in respect of trademark and brand protection legislation and could thus be used by anyone.

Cover image: www.ingimage.com

This book is a translation from the original published under ISBN 978-3-659-36498-3.

Publisher:
Sciencia Scripts
is a trademark of
Dodo Books Indian Ocean Ltd. and OmniScriptum S.R.L publishing group

120 High Road, East Finchley, London, N2 9ED, United Kingdom
Str. Armeneasca 28/1, office 1, Chisinau MD-2012, Republic of Moldova, Europe
Printed at: see last page
ISBN: 978-620-7-71020-1

ÍNDICE

CAPÍTULO 1. INTRODUÇÃO 2

CAPÍTULO 2. ANTECEDENTES HISTÓRICOS 5

CAPÍTULO 3. DENTIÇÃO MISTA 8[1] 8

CAPÍTULO 4. CLASSIFICAÇÃO DA ANÁLISE DA DENTIÇÃO MISTA 11

CAPÍTULO 5. ANÁLISE INDIVIDUAL DA DENTIÇÃO MISTA 12

CAPÍTULO 6. COMPARAÇÃO DE VÁRIAS ANÁLISES DA DENTIÇÃO MISTA

.... 44

CAPÍTULO 7. INSUFICIÊNCIAS DA ANÁLISE DA DENTIÇÃO MISTA[1] 49

CONCLUSÃO 50

REFERÊNCIAS 51

CAPÍTULO 1. INTRODUÇÃO

Para tratar bem qualquer má oclusão;

É preciso analisar e diagnosticar primeiro!!

O diagnóstico pode ser efectuado através do estudo e da interpretação dos dados relativos a um problema clínico, a fim de determinar a presença ou a ausência de uma anomalia. Todos os dados relevantes são obtidos através de vários meios de diagnóstico que são depois estudados, interpretados, o problema é então identificado e o tratamento é planeado.[1]

Um modelo de estudo é um auxiliar de diagnóstico essencial em ortodontia. Proporciona uma visão tridimensional das estruturas dentoalveolares e da sua relação oclusal. Permitem medições precisas das estruturas dentoalveolares para efeitos de análise do modelo.[2] Análise de modelos[3] é uma avaliação tridimensional das arcadas dentárias maxilar e mandibular e das suas relações oclusais. A odontometria efectuada em modelos de estudo pode ser correlacionada com várias análises que dependem do tamanho dos dentes, da largura da arcada e do comprimento da arcada dentária de forma aritmética. Existe uma correlação entre o comprimento da arcada, a largura e o material dentário mesiodistal, sendo estas relações definidas como índices por vários autores. Na maioria das análises de modelos, o valor real do caso individual é comparado com os valores padrão de uma 'arcada normal'.

O alinhamento correto dos dentes é um objetivo fundamental da terapia ortodôntica.[4] As más oclusões, que mostram apinhamento ou espaçamento, não têm um alinhamento adequado, tendo assim um efeito na eficiência mastigatória, bem como na aparência da face e das arcadas dentárias.[5]

Uma avaliação da quantidade de apinhamento ou espaçamento é um dos primeiros passos no diagnóstico ortodôntico e no planeamento do tratamento. A quantidade de discrepância entre o total de material dentário presente e o perímetro da arcada dentária disponível para acomodar os dentes é provavelmente a estimativa mais crítica de qualquer procedimento de diagnóstico ortodôntico. É improvável que um erro cefalométrico de 2 ou 3 mm ou 2 ou 3 graus altere radicalmente o plano de tratamento, enquanto um erro dessa magnitude na estimativa do perímetro da arcada dentária pode alterar drasticamente a abordagem do tratamento.[6] Por conseguinte, a exigência de uma análise exacta é uma obrigação.

Um dos fundamentos básicos com que o ortodontista tem de lidar na reconstrução da prótese é o tamanho do dente, especificamente a largura mesiodistal dos dentes.[7]

Um conceito[8] de que os dentes grandes são característicos do homem moderno e civilizado tem sido avançado por antropólogos dentários e ortodontistas. É geralmente aceite que a civilização primitiva exibia um grau significativo de desgaste ou atrito, provavelmente o resultado de uma mastigação mais vigorosa de alimentos mais duros do que é normalmente associado ao homem moderno. Este conceito foi particularmente elaborado na chamada teoria da oclusão por atrito (por P.R. Begg). Muitos autores sugeriram, direta ou implicitamente, que o apinhamento dentário está normalmente associado à presença de dentes grandes no homem moderno e civilizado. Portanto,[9] a necessidade de um método de avaliação do tamanho dos dentes seria um auxílio no diagnóstico e planejamento do tratamento de casos ortodônticos e também ajudaria na determinação do resultado funcional e estético do caso.

Desde[9] o início da Ortodontia moderna, a profissão tem tentado continuamente prever o sucesso ou o fracasso do tratamento ortodôntico. Embora não se deva supor que a variação da oclusão normal possa ser medida com precisão e que o diagnóstico ortodôntico possa ser baseado em cálculos matemáticos, a capacidade de predeterminar o tamanho da arcada, dentro de limites, é um auxílio útil para o diagnóstico. Muitos métodos de análise foram formulados com base, principalmente, em casos tratados com sucesso.

Uma pesquisa na literatura ortodôntica das últimas décadas indica um interesse crescente em iniciar o tratamento ortodôntico durante o período da dentição mista.[10] Um aspeto importante do diagnóstico na dentição mista é a determinação da relação entre o tamanho do dente e o comprimento da arcada.

A análise da dentição mista ajuda a determinar a quantidade de espaço disponível (seja na arcada mandibular ou maxilar) para a acomodação dos dentes permanentes incrementais e para as mudanças transicionais que ocorrem na fase da dentição mista.[11] Uma estimativa precisa da estrutura dentária versus o espaço disponível é necessária para tomar decisões competentes em relação à orientação da erupção, extração em série e manutenção de espaço, recuperação de espaço e outras áreas do planeamento do tratamento ortodôntico.[12] Essa determinação é frequentemente feita antes da erupção dos caninos permanentes e dos primeiros e segundos pré-molares.

CAPÍTULO 2. ANTECEDENTES HISTÓRICOS

Uma das primeiras investigações no campo do tamanho dos dentes foi feita por Black G. V. (1897).[13] Ele determinou a largura média da coroa mesio distal de todos os dentes decíduos e permanentes. Para determinar o grau de estreiteza da arcada dentária, Pont's (1909)[9, 1] propôs o método de predeterminação da largura ideal da arcada dentária com base na largura mesiodistal dos quatro incisivos superiores, conhecido como "Índice de Pont". Mais tarde, Korkhaus (1939)[14, 15] propôs um índice que era semelhante ao de Pont, mas os seus valores foram calculados numa população da Renânia.

Ballard (1944)[16] estudou a assimetria no tamanho dos dentes e provou que existe harmonia no tamanho dos dentes em qualquer indivíduo. As tentativas de prever a largura mesio distal dos dentes caninos e pré-molares permanentes inferiores com base na largura mesio distal do incisivo central inferior correspondente foram feitas por Seipel (1946),[17] Ballard & Wylie (1947),[18] Carey (1949).[19]

O espaço disponível na arcada para caninos e pré-molares não irrompidos é determinado por Nance (1947);[20] ele mediu a largura mesiodistal do molar e canino primários em moldes dentários e determinou o espaço necessário medindo a largura mesio-distal dos dentes não irrompidos em radiografias.

Neff (1949)[21] deu o 'coeficiente anterior' que indica que foi encontrada uma correlação definitiva entre o coeficiente anterior e a percentagem de mordida. Strayer (1952)[22] indicou meios visuais para avaliar se a base apical tem dimensão suficiente para acomodar todos os dentes ou não. A filosofia subjacente à abordagem de Rees (1953)[23] é que o crescimento do osso basal apical de ambos os maxilares após a erupção do 1st molar permanente está confinado às porções distais a serem ocupadas pelos 2nd e 3rd molares e o seu método está confinado à dentição permanente. Em 1954, a análise de Howes[24] foi baseada na largura da área. Barne (1956)[25] num artigo que trata da expansão das arcadas decíduas, reafirma a necessidade e a utilidade do índice de Pont. Cecil N. Neff (1957)[26] apresentou um guia simplificado denominado "Relação Percentual Anterior", para avaliar se uma boa oclusão anterior pode ser alcançada no final do tratamento.

Foster & Wylie (1958)[27] estimaram o tamanho dos caninos e pré-molares permanentes não irrompidos através de dois métodos: o método de Ballard & Wylie e a medição dos dentes em radiografias efectuadas pela técnica do cone longo. Hixon e Oldfather (1958)[28] descreveram um método combinado para prever as larguras dos caninos e pré-molares inferiores não irrompidos. Cohen (1959),[29] Bull (1959),[30] 1964 Huckaba,[37] descreveu um método de medição radiográfica que incorporava um fator de correção para o alargamento. Moorrees (1959)[31, 32] afirmou que os métodos radiográficos são mais exactos. Howes (1960)[33] baseou a sua análise na premissa de que, em dentições normais, a largura da base apical na área do primeiro pré-molar deve ser de pelo menos 43% do seu material dentário. Lundstrom (1960)[34] desenvolveu um método de avaliação do perímetro da arcada.

Bolton (1952)[35] da Universidade de Washington realizou um inquérito para determinar o intervalo normal de oclusão. Ele propôs um intervalo para uma oclusão excelente de 74,5% a 85%. Em (1962)[7,36] referiu que a extração de um dente ou de vários dentes deve ser feita tendo em conta a proporção de material dentário da arcada oposta para obter uma interdigitação, sobressaliência, sobremordida e alinhamento ideais dos dentes.

Smith e Bernard (1964)[38] enfatizaram mais as tabelas de previsão do que as radiografias. Mills (1964)[39] afirmou uma associação significativa entre o mau alinhamento dos dentes e a largura da arcada. Em 1965, Mills e Hamilton[39] desenvolveram um método matemático para calcular o perímetro da arcada por meio da medição da largura e do comprimento da arcada. Beazley (1971)[40] compôs dois métodos de avaliação do perímetro do arco mandibular, que são o exame visual e o exame com fio de latão. Tanaka & Johnson (1974)[41] mediram os dentes em 506 moldes de pacientes de provável ascendência européia. A correlação co-eficiente foi semelhante à encontrada por Ballard e Wylie e por Hixon e Oldfather. Moyer (1976)[1] apresentou uma tabela de predileção.

Ingervall &Lennartson (1978)[42] não acharam que a medida dos incisivos mandibulares fosse de valor para estimar o tamanho dos caninos e pré-molares. Eles recomendaram o uso da largura vestibulolingual do primeiro molar permanente superior e a soma da largura dos caninos e pré-molares superiores medida em radiografias. Staley e Hoag (1978)[43,44] usaram a largura mesiodistal combinada do incisivo central e lateral mandibular e a largura radiográfica do primeiro e segundo pré-molares da arcada mandibular para predizer a largura mesiodistal combinada do canino, primeiro e segundo pré-molares. Staley e Karber (1980)[45] fizeram uma revisão do trabalho de Hixon e Oldfather. Peck e Peck (1982)[46] propuseram um índice para avaliar os desvios de forma dos dentes.

<u>CAPÍTULO 3. DENTIÇÃO MISTA[1]</u>

O período durante o qual os dentes primários e permanentes estão presentes na boca é conhecido como período de dentição mista.

Os dentes permanentes que ocupam o espaço na arcada que os dentes decíduos ocupavam são chamados de dentes sucessivos, por exemplo, incisivos, cúspides e bicúspides.

<u>ASPECTOS IMPORTANTES DO PERÍODO DA DENTIÇÃO MISTA</u>

1. Utilização do perímetro do arco.

2. Alterações adaptativas na oclusão que ocorrem durante a transição da dentição de uma para outra.

Afirma-se que o processo alveolar é uma das áreas mais ativamente adaptativas do crescimento ósseo durante o período da dentição mista. Por conseguinte, o período da dentição mista é a altura ideal para as intervenções ortodônticas mais importantes.

<u>OBJECTIVO DA ANÁLISE DA DENTIÇÃO MISTA</u>

• Avaliar a quantidade de espaço disponível na arcada para os dentes permanentes seguintes e os ajustes oclusais necessários.

• Envolve a comparação entre a quantidade de espaço disponível para o alinhamento dos dentes e a quantidade de espaço necessário para os colocar na posição correcta

AIDS IN: A análise da dentição mista ajuda a estimar o apinhamento ou espaçamento que existiria se todos os dentes decíduos fossem substituídos pelos seus sucessores no próprio dia em que a análise é efectuada, e não 2 ou 3 anos mais tarde.

NÃO PREDICOTA: A quantidade de diminuição natural do perímetro da arcada que pode ocorrer durante o período de transição sem a perda de dentes.

<u>OBJECTIVO:</u>

1. Determinação do plano de tratamento

2. Decisão relativa à extração em série

3. Orientação da erupção

4. Manutenção do espaço

5. Recuperação de espaço

6. Observação periódica dos doentes

FACTORES CONSIDERADOS PARA UMA ANÁLISE

1. Tamanhos de todos os dentes permanentes anteriores ao primeiro molar permanente

2. Perímetro do arco

3. Alterações previstas no perímetro do arco que podem ocorrer com o crescimento e o desenvolvimento.

PRESSUPOSTOS DE UMA ANÁLISE

1. A posição ântero-posterior dos incisivos é correcta, ou seja, os incisivos não são nem protrusivos nem retrusivos.

2. O espaço disponível não sofrerá alterações devido ao crescimento

3. Todos os dentes estão presentes e de tamanho normal

Sem informações sobre os tamanhos dos dentes individuais e dos grupos de dentes, é difícil para um clínico fazer um diagnóstico e um plano de tratamento adequados para executar um plano de terapia.

QUATRO MÉTODOS DIFERENTES DE AVALIAÇÃO

As primeiras tentativas de estimativa foram baseadas em tabelas de larguras médias, por exemplo, as de G. V. Black. Existem quatro métodos diferentes de avaliação da largura mesiodistal de dentes sucessionais não irrompidos, conforme descrito na literatura

1. Método de previsão baseado em valores médios para zonas de apoio.

2. Tabela de proporcionalidade tendo em conta o tamanho dos dentes anteriores com a qual podem ser utilizadas equações de regressão que relacionam a largura dos dentes irrompidos com as larguras dos dentes não irrompidos.

3. Método radiográfico.

4. Combinação do método radiográfico com o método da tabela de previsão de fundição.

O método de medição de dentes não irrompidos em radiografias tem sido utilizado clinicamente há já algum tempo. Desde então, várias investigações têm sugerido métodos de previsão a partir de radiografias. Ballard[18] observou, no entanto, que a exatidão do método de radiografia depende de diversas variáveis, incluindo as técnicas de obtenção das radiografias e de medição das dimensões necessárias nas radiografias. A medição da radiografia de um dente rodado na sua cripta não dará uma indicação exacta sobre a qual se possa fazer uma previsão.

Cohen[30] descreveu um método de medição radiográfica que incorporava um fator de correção para o alargamento. O fator de correção radiográfico é obtido dividindo a largura mesiodistal do primeiro molar medida na boca pela largura do primeiro molar medida no roentgenograma. A soma das larguras radiográficas do canino e do pré-molar é então multiplicada pelo fator de correção para obter uma estimativa da soma das larguras reais destes dentes.

A técnica combinada de utilização das medidas do molde e das medidas radiográficas foi considerada exacta e fiável. Pioneiros na técnica como Hixon e Oldfather,[29] Staley e Hoag[44] usaram a largura combinada, mesiodistal do molde do incisivo central e lateral mandibular e a largura radiográfica do primeiro e segundo pré-molares da arcada mandibular para predizer a largura mesiodistal combinada do canino, primeiro e segundo pré-molares.

Outro método é baseado na previsão a partir de tabelas de proporcionalidade, é uma forma razoavelmente exacta de encontrar a largura mesiodistal dos caninos e pré-molares permanentes. Diferentes tabelas de previsão foram apresentadas por vários autores. As larguras mesiodistais dos incisivos inferiores são normalmente utilizadas para prever o tamanho dos dentes posteriores. No entanto, existem outros métodos de previsão, como a utilização da largura vestibulolingual do primeiro molar (Pitek). [47] Mas a maioria dessas tabelas de previsão é baseada na população branca. Recentemente, no entanto, foram efectuados vários estudos em diferentes grupos étnicos.

CAPÍTULO 4. CLASSIFICAÇÃO DA ANÁLISE DA DENTIÇÃO MISTA

<u>ANÁLISES ESPACIAIS NÃO RADIOGRÁFICAS</u>

- Moyer's

- Tanaka Johnston

- Ballard e Wylie

<u>ANÁLISES RADIOGRÁFICAS</u>

- Nance's

- Huckaba's

<u>COMBINAÇÃO DE RADIOGRAFIAS E GRÁFICOS DE PREVISÃO</u>

- Hixon e Pai Velho

- Staley Kerber (Revisto Hixon e Pai Velho)

- Análise da Tweed

<u>OUTROS MÉTODOS MAIS RECENTES</u>

- Método digital

- Método CBCT

CAPÍTULO 5. ANÁLISE INDIVIDUAL DA DENTIÇÃO MISTA

<u>ANÁLISE DE MOYER[1]</u>

BASE PARA A ANÁLISE DE MOYER

- Alta co-relação entre grupos de dentes.

- Medindo um grupo de dentes, ou seja, os incisivos mandibulares, é possível fazer uma previsão do tamanho de outros grupos de dentes com um grau de precisão razoável.

RAZÃO PARA ESCOLHER OS INCISIVOS MANIBULARES

- Os incisivos mandibulares erupcionam cedo na dentição mista, pelo que oferecem a primeira oportunidade para a medição.

- São também menos variáveis e mais fiáveis do que os incisivos maxilares.

- Os incisivos maxilares não são utilizados, uma vez que apresentam demasiada variabilidade em termos de tamanho, por exemplo, os laterais e as suas correlações com outros grupos de dentes são de menor valor preditivo.

MEDIÇÃO DO ESPAÇO DISPONÍVEL

- Manualmente no molde dentário: utilizando fio de latão ou fazendo secções rectas e medindo com um divisor pontiagudo ou um calibre Boley.

- Por um algoritmo informático

ARMAMENTARIUM: Molde dentário, calibre Boley.

PROCEDIMENTO NO ARCO MANDIBULAR

Medir a maior largura mesiodistal de cada um dos quatro incisivos mandibulares com o medidor de Boley.

- Determinar a quantidade de espaço necessário para o alinhamento dos incisivos.

- Ajustar o calibre de Boley a um valor igual à soma das larguras do incisivo central esquerdo e do incisivo lateral esquerdo. Colocar um ponto do calibre na linha média da crista alveolar entre os incisivos centrais e deixar a outra parte ao longo da linha da arcada dentária do lado esquerdo.

- Marcar no dente ou no molde o ponto exato onde ficará a superfície distal do incisivo lateral quando este estiver alinhado.

- Repita este processo para o lado direito do arco.

- Calcular a quantidade de espaço disponível após o alinhamento dos incisivos.

- Para tal, medir a distância do ponto marcado na linha da arcada até à superfície mesial do primeiro molar permanente.

- Esta distância é o espaço disponível para o canino e os dois pré-molares e para qualquer ajuste molar necessário depois de os incisivos terem sido alinhados.

- Registar os dados de ambos os lados.

- Prever o tamanho das larguras combinadas dos caninos e pré-molares inferiores.

NOTA: Se a avaliação cefalométrica mostrar que os incisivos mandibulares estão demasiado afastados labialmente, a ponta do calibre de Boley é colocada na linha média, mas deslocada para lingual uma quantidade suficiente para estipular o alinhamento esperado dos incisivos, conforme ditado pela avaliação cefalométrica.

PROCEDIMENTOS NO ARCO MAXILAR

Duas exceções:

1. É utilizado um gráfico de probabilidades diferente.

2. Ao medir o espaço a ser ocupado pelos incisivos alinhados, é necessário ter em conta a correção do overjet.

- NOTA: Lembre-se que a largura dos incisivos inferiores é utilizada para prever a largura dos caninos e pré-molares superiores.

MÉTODO LONGO

- Utilizar os gráficos de probabilidade fornecidos por Moyer.

- Encontrar o valor correspondente para o valor dado da soma das larguras dos incisivos.

GRÁFICO DE PROBABILIDADES

- São fornecidos dois gráficos diferentes para os dentes maxilares e mandibulares e valores diferentes para pacientes do sexo feminino e masculino.

- Mostra o valor previsto desde o nível mais baixo (5%) até ao nível mais alto (95%)

- O valor a 75% de probabilidade: mais prático do ponto de vista clínico, uma vez que podemos manter o doente infantil no lado mais seguro do apinhamento em vez do espaçamento.

- Teoricamente, deve utilizar-se um nível de probabilidade de 50%, uma vez que o erro será distribuído igualmente em ambos os sentidos.

MÉTODO CURTO

- Método curto mas menos preciso.

- Utilização da equação de regressão de Tanaka e Johnson para a previsão de caninos e pré-molares.

- Não permite o dimorfismo sexual com a mesma exatidão.

TABELA DE PROBABILIDADES DE MOYER PARA DENTES SUPERIORES

B, Maxillary Bicuspids and Cuspids

MALES

21/12 → (%)	19.5	20.0	20.5	21.0	21.5	22.0	22.5	23.0	23.5	24.0	24.5	25.0	25.5
95	21.2	21.4	21.6	21.9	22.1	22.3	22.6	22.8	23.1	23.4	23.6	23.9	24.1
85	20.6	20.9	21.1	21.3	21.6	21.8	22.1	22.3	22.6	22.8	23.1	23.3	23.6
75	20.3	20.5	20.8	21.0	21.3	21.5	21.8	22.0	22.3	22.5	22.8	23.0	23.3
65	20.0	20.3	20.5	20.8	21.0	21.3	21.5	21.8	22.0	22.3	22.5	22.8	23.0
50	19.7	19.9	20.2	20.4	20.7	20.9	21.2	21.5	21.7	22.0	22.2	22.5	22.7
35	19.3	19.6	19.9	20.1	20.4	20.6	20.9	21.1	21.4	21.6	21.9	22.1	22.4
25	19.1	19.3	19.6	19.9	20.1	20.4	20.6	20.9	21.1	21.4	21.6	21.9	22.1
15	18.8	19.0	19.3	19.6	19.8	20.1	20.3	20.6	20.8	21.1	21.3	21.6	21.8
5	18.2	18.5	18.8	19.0	19.3	19.6	19.8	20.1	20.3	20.6	20.8	21.0	21.3

FEMALES

21/12 → (%)	19.5	20.0	20.5	21.0	21.5	22.0	22.5	23.0	23.5	24.0	24.5	25.0	25.5
95	21.4	21.6	21.7	21.8	21.9	22.0	22.2	22.3	22.5	22.6	22.8	22.9	23.1
85	20.8	20.9	21.0	21.1	21.3	21.4	21.5	21.7	21.8	22.0	22.1	22.3	22.4
75	20.4	20.5	20.6	20.8	20.9	21.0	21.2	21.3	21.5	21.6	21.8	21.9	22.1
65	20.1	20.2	20.3	20.5	20.6	20.7	20.9	21.0	21.2	21.3	21.4	21.6	21.7
50	19.6	19.8	19.9	230.1	20.2	20.3	20.5	20.6	20.8	20.9	21.0	21.2	21.3
35	19.2	19.4	19.5	19.7	19.8	19.9	20.1	20.2	20.4	20.5	20.6	20.8	20.9
25	18.9	19.1	19.2	19.4	19.5	19.6	19.8	19.9	20.1	20.2	20.3	20.5	20.6
15	18.5	18.7	18.8	19.0	19.1	19.3	19.4	19.6	19.7	19.8	20.0	20.1	20.2
5	17.8	18.0	18.2	18.3	18.5	18.6	18.8	18.9	19.1	19.2	19.3	19.4	19.5

GRÁFICO DE PROBABILIDADE DE MOYER PARA DENTES MANDIBULARES

A, Mandibular Bicuspids and Cuspids

MALES

21/12 → (%)	19.5	20.0	20.5	21.0	21.5	22.0	22.5	23.0	23.5	24.0	24.5	25.0	25.5
95	21.6	21.8	22.0	22.2	22.4	22.6	22.8	23.0	23.2	23.5	23.7	23.9	24.2
85	20.8	21.0	21.2	21.4	21.6	21.9	22.1	22.3	22.5	22.7	23.0	23.2	23.4
75	20.4	20.6	20.8	21.0	21.2	21.4	21.6	21.9	22.1	22.3	22.5	22.8	23.0
65	20.0	20.2	20.4	20.6	20.9	21.1	21.3	21.5	21.8	22.0	22.2	22.4	22.7
50	19.5	19.7	20.0	20.2	20.4	20.6	20.9	21.1	21.3	21.5	21.7	22.0	22.2
35	19.0	19.3	19.5	19.7	20.0	20.2	20.4	20.67	20.9	21.1	21.3	21.5	21.7
25	18.7	18.9	19.1	19.4	19.6	19.8	20.1	20.3	20.5	20.7	21.0	21.2	21.4
15	18.2	18.5	18.7	18.9	19.2	19.4	19.6	19.9	20.1	20.3	20.5	20.7	20.9
5	17.5	17.7	18.0	18.2	18.5	18.7	18.9	19.2	19.4	19.6	19.8	20.0	20.2

FEMALES

21/12 → (%)	19.5	20.0	20.5	21.0	21.5	22.0	22.5	23.0	23.5	24.0	24.5	25.0	25.5
95	20.8	21.0	21.2	21.5	21.7	22.0	22.2	22.5	22.7	23.0	23.3	23.6	23.9
85	20.0	20.3	20.5	20.7	21.0	21.2	21.5	21.8	22.0	22.3	22.6	22.8	23.1
75	19.6	19.8	20.1	20.3	20.6	20.8	21.1	21.3	21.6	2.9	22.1	22.4	22.7
65	19.2	19.5	19.7	20.0	20.2	20.5	20.7	21.0	21.3	21.5	21.8	22.1	22.3
50	18.7	19.0	19.2	19.5	19.8	20.0	20.3	20.5	20.8	21.1	21.3	21.6	21.8
35	18.2	18.5	18.8	19.0	19.3	19.6	19.8	20.1	20.3	20.6	20.9	21.1	21.4
25	17.9	18.1	18.4	18.7	19.0	19.2	19.5	19.7	20.0	20.3	20.5	20.8	21.0
15	17.4	17.7	18.0	18.3	18.5	18.8	19.1	19.3	19.6	19.8	20.1	20.3	20.6
5	16.7	17.0	17.2	17.5	17.8	18.1	18.3	18.6	128.9	19.1	19.3	19.6	19.8

VANTAGENS

1. O erro sistemático mínimo e a gama de tais erros são conhecidos com exatidão.

2. Não requer qualquer equipamento específico ou projecções radiográficas.

3. Pode ser utilizado em ambos os arcos.

4. Não requer um julgamento clínico sofisticado e poupa tempo.

5. Pode ser efectuado na boca e em moldes.

6. Pode ser feito com igual fiabilidade por principiantes e peritos.

DESVANTAGENS:

1. Baseado na população branca norte-americana, a aplicabilidade deste método a populações de outros grupos étnicos tem sido estudada e posta em causa.

2. Requer uma tabela especial para a previsão da largura dos caninos e pré-molares.

PROBLEMAS ENFRENTADOS NA ANÁLISE DE MOYER

1. Incapacidade de refletir a posição dos incisivos em relação ao perfil esquelético

2. O perímetro da arcada é normalmente mais longo do que é medido quando a curva de Spee é exagerada ou apresenta curvas verticais complicadas. Como resultado, o clínico pode assumir que existe espaço suficiente para todos os dentes até que a arcada seja nivelada durante o tratamento.

REVISÃO DA LITERATURA

A análise da dentição mista constitui uma parte essencial de uma avaliação ortodôntica. O método de Moyer, que é normalmente utilizado para esta análise, é baseado em dados derivados de uma população caucasiana. A aplicabilidade das tabelas derivadas dos dados utilizados por Moyer a outros grupos étnicos tem sido posta em dúvida. Assim, seguem-se os vários estudos efectuados em diferentes grupos da população.

• **Harvey H. Frankel e Edward M. Benz (1986)**[48] compararam as equações de predição descritas por Moyers, e posteriormente validadas por Tanaka, entre caucasianosn e negros. Os resultados incluem uma diferença significativa para a equação de regressão mandibular para homens negros quando comparada com (1) a equação de Tanaka para caucasianosn, e (2) a equação de regressão para mulheres negras. As equações de regressão maxilar não foram significativamente diferentes entre as amostras caucasiana e negra ou entre homens e mulheres negros.

- Estudo efectuado por **Rani et al (1989)**[49] mostrou que o valor ao nível de 35% era mais aplicável à população do sul da Índia.

- **V.V. Subba Reddy (1996)**[50] desenvolveu um gráfico de probabilidades semelhante ao de Moyers através de um estudo efectuado numa população selecionada de Kerala, Karnataka, A.P., T.N.

- **Schirmer e Wiltshire (1997)**[51] descobriram que, quando as tabelas de probabilidade de Moyers foram aplicadas à população negra de ascendência africana, os dentes maxilares posteriores seriam subestimados em 0,223 mm por quadrante e os dentes mandibulares seriam subestimados em 0,5 mm por quadrante.

- **Arun Nayak e P. V. Hazarey (2004)**[52] estudaram a aplicabilidade da tabela de probabilidades de Moyers (percentil 75th) à população da Índia Central. Recomenda-se que, para a arcada superior, sejam utilizados os percentis 65 e 50 da tabela de Moyers para os homens e as mulheres, respetivamente, e o percentil 35 para a arcada inferior, para ambos os sexos. As equações de regressão foram formuladas da seguinte forma

Pré-molares caninos superiores do sexo masculino y = 0,48 x + 11,04

Homens canino-premolares inferiores y = 0,55 x + 8,53

Pré-molares caninos superiores do sexo feminino y = 0,40 x + 12,6

Pré-molares inferiores do sexo feminino y = 0,38 x + 12. 1

E foram propostas novas tabelas de probabilidades para a população da Índia Central.

- **William Buwembo e Sam Luboga (2004)**[53] efectuaram uma meta-análise de estudos sobre outras populações utilizando o método de Moyer. Os sete artigos incluídos neste estudo. Concluíram que a variação nos coeficientes de correlação de diferentes populações utilizando o método de Moyer pode cair para qualquer lado. Isto implica que o método de previsão de Moyer pode ter variações na população. Para se ter a certeza da exatidão da utilização do método de Moyer, pode ser mais seguro desenvolver tabelas de previsão para populações específicas. Por conseguinte, o método de Moyer não pode ser aplicado universalmente sem qualquer dúvida.

• **Sujala Ganapati Durgekar e Vijay Naik (2009)**[54] estudaram a fiabilidade da análise da dentição mista de Moyers em crianças em idade escolar da cidade de Belgaum. Os alunos pertencentes à comunidade Lingayat foram retirados das respectivas salas de aula. As novas equações de regressão foram derivadas separadamente para os indivíduos do sexo masculino e feminino: -

Masculino: Maxila - $Y = 10,52 + 0,48x$

Mandíbula - $Y = 9,46 + 0,50x$

Feminino: Maxila - $Y = 11,73 + 0,41x$

Mandíbula - $Y = 11,67 + 0,39x$

• **Nebu Ivan Philip et al. (2010)**[55] avaliaram a aplicabilidade das tabelas de probabilidade de Moyers numa população ortodôntica contemporânea da Índia.

As equações de regressão para a arcada maxilar (homens, $Y = 7,15 + 0,67X$; mulheres, $Y = 7,44 + 0,65X$) e para a arcada mandibular (homens, $Y = 5,55 + 0,71X$; mulheres, $Y = 6,15 + 0,67X$) foram utilizadas para desenvolver novas tabelas de probabilidade no padrão Moyers. Estes novos auxiliares de previsão podem ser considerados para uma análise mais precisa do espaço da dentição mista em crianças indianas.

• **Santosh M Sholapurmath et al. (2012)**[56] concluíram que as tabelas de probabilidade de Moyers e o método de previsão de Tanaka e Johnston subestimam significativamente a largura mesiodistal dos caninos e pré-molares da população de Jangam e recomendam a utilização das novas tabelas de probabilidade propostas neste estudo para a mesma população.

• **Vinit Singh et al. (2013)**[57] avaliaram a aplicabilidade das tabelas de probabilidade de Moyer na população de Himachal. Foram utilizadas equações de regressão para a arcada maxilar (masculino - $Y=9,79+0,99x$, feminino $Y=8,99+0,81x$) e para a arcada mandibular (masculino=$12,97+0,82x$, feminino $Y=11,4+,50x$) para desenvolver novas tabelas de previsibilidade no padrão de Moyers.

Foram encontradas diferenças significativas entre a nossa largura prevista e as tabelas de Moyers ao nível recomendado de 75%. As equações de regressão e as tabelas desenvolvidas neste estudo podem ser utilizadas para o planeamento do tratamento ortodôntico de crianças da população de Himachal.

• **Mariana de Aguiar Bulhoes Galvao et al. (20 13)**[58] publicaram uma revisão sistemática na qual foram selecionados 19 artigos. Concluíram que a análise da dentição mista de Moyers deve ser utilizada com cautela, pois, na maioria dos artigos examinados, sua precisão em relação ao nível de probabilidade de 75% foi baixa. Portanto, sugerimos que as tabelas de probabilidade sejam adaptadas de acordo com cada população.

• **Avninder Kaur et al. (2014)**[59] efectuaram um estudo para determinar a aplicabilidade da análise da arcada dentária mista de Moyers em crianças de Baddi, Himachal Pradesh. O gráfico de Moyers, com um nível de confiança de percentil 35, fornece uma estimativa mais adequada da largura dos caninos e pré-molares não irrompidos, em comparação com o nível de confiança de percentil 75. As seguintes equações de regressão recém-formadas forneceram resultados mais precisos para esta população

Masculino: Maxila - $y = 10,761 + 0,442$ (x); Mandíbula - $y = 9,524 + 0,485$ (x)

Fêmea: Maxila - $y = 10,135 + 0,442$ (x); Mandíbula - $y = 9,142 + 0,479$ (x).

- **Umapathy et al. (2015)**[60] estudaram a fiabilidade do método de Moyer e apresentaram uma nova equação de regressão para a população de Bangalore. Verificou-se que 50% é mais aplicável aos rapazes e 75% às raparigas. As equações utilizadas neste estudo para a previsão são as seguintes Para a largura LCPM

1. $Y = 17,204 + 0,174.(x)$-Mulheres

2. $Y = 13,431 + 0,330.(x)$-Feminino

Para largura UCPM

1. $Y = 16.904 + 0.209. (x)$-Mulheres

2. Y=15.627+0.263. (x)-Feminino

São derivadas tabelas de probabilidades (homens e mulheres) para a população de Bangalore.

* **Jaime Fabián Gutiérrez Rojo et al. (2015)**[61] fizeram a avaliação do ajuste da análise de Moyers para a população de Tepic, Nayarit, revelando que o percentil 75 não foi eficaz para calcular o tamanho dos caninos e pré-molares em ambos os sexos. Não foram encontradas diferenças estatísticas com os resultados do cálculo do tamanho mesiodistal dos caninos e pré-molares com ajustes do percentil 50, bem como com os valores dos caninos e pré-molares na população de Nayarit.

* **Matheus Melo Pithon et al. (2015)**[62] estudaram a responsabilidade das tabelas de probabilidade de Moyers em uma população amostral de jovens no Nordeste do Brasil. As equações de regressão para o arco mandibular para homens, Y= 13,42 + 0,37(X) e mulheres, Y= 8,79 + 0,55(X), demonstraram que as tabelas de Moyers com 75 níveis percentuais, tenderam a subestimar a soma real do canino e pré-molar permanente mandibular de indivíduos do sexo masculino e feminino. Concluíram que havia dimorfismo sexual no tamanho dos dentes para o segmento canino/pré-molar, sendo que os homens apresentavam dentes mais largos. As tabelas de probabilidade de Moyers mostraram-se confiáveis para aplicação em indivíduos brancos do Nordeste do Brasil.

TANAKA JOHNSTON E ANÁLISE DA DENTIÇÃO MISTA[41]

Em 1974, Tanaka Johnston realizou uma investigação para repetir a observação de Moyer numa grande amostra para validar a sua equação numa nova amostra. De acordo com o estudo, foram recolhidos dados de um tamanho de dente específico a partir de moldes de estudo de 506 pacientes da área de Cleveland.

Os incisivos mandibulares apresentaram uma correlação de r = 0,625 para a região dos pré-molares caninos superiores e r = 0,648 para a região dos pré-molares caninos inferiores.

As tabelas de previsão construídas foram consideradas idênticas às de Moyer. Foi examinada a possibilidade de mudanças seculares nos últimos 20 anos e concluiu-se que a tabela de previsão de Moyer é igualmente adequada para a população atual.

Apresentam uma análise simplificada de Moyer ao nível de 75% da tabela de previsão.

METODOLOGIA: A soma dos incisivos mandibulares é registada com um medidor de Boley (fig. 1).

$$\frac{(X)}{2}$$

Foi tomada metade da largura da soma dos incisivos mandibulares

Prever a largura dos caninos e pré-molares não irrompidos

Para a maxila - $\dfrac{X}{2}+11=$ Largura mesiodistal de 3, 4, 5

Para a mandíbula - $\dfrac{X}{2}+10.5$ $=$ Largura mesiodistal de 3, 4, 5

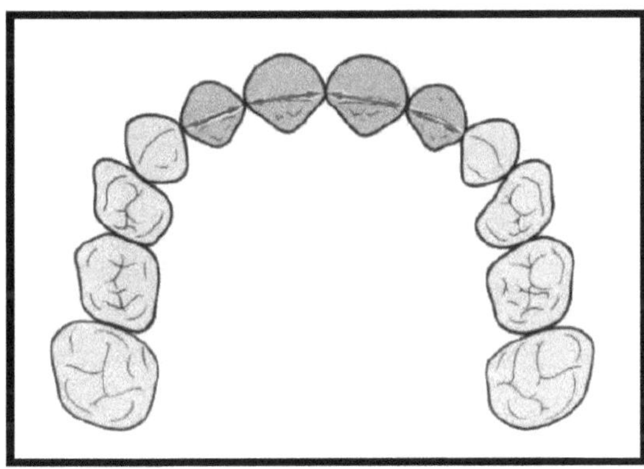

Fig 1 : Soma dos incisivos mandibulares

Por exemplo, se a soma dos incisivos inferiores for 22 mm, então o canino e 1st , 2nd largura do pré-molar

Maxilla $=$ $\dfrac{22}{2}+11$ $= 22\ \text{mm}$

Mandible $=$ $\dfrac{22}{2}+10.5$ $= 21.5\ \text{mm}$

Este é um método curto mas menos preciso. Não permite a análise dos dimorfismos sexuais com a mesma exatidão que a análise de Moyers.

Valores de previsão de Tanaka e Johston

VANTAGENS

1. Melhorando a análise de Moyer, é relativamente exacta para crianças de ascendência europeia

2. A técnica envolve procedimentos simples, facilmente repetidos e com necessidades mínimas de material.

3. Não utiliza gráficos de previsão.

LIMITAÇÃO

Pode haver um erro no tamanho previsto dos dentes não irrompidos se os pacientes não forem de ascendência europeia do noroeste, uma vez que os valores obtidos por Tanaka Johnston eram aplicáveis a pessoas de ascendência europeia, foram efectuados muitos estudos noutros grupos populacionais para determinar a aplicabilidade da fórmula.

REVISÃO DA LITERATURA

- O estudo foi efectuado por **Basil Hussain Al-Khadra (1993)**[63] na população da Arábia Saudita. As seguintes equações foram derivadas para a previsão do tamanho dos caninos e pré-molares maxilares e mandibulares

Maxilar: Y = 7,2+0,63(x). Mandibular: Y =8,6+0,55(x).

X= largura mesio-distal dos 4 incisivos mandibulares em mm.

Y= largura mesio-distal do canino e pré-molares num quadrante em mm.

- Um estudo semelhante efectuado por **Keith Kwok-Wah Yuen et al. (1998)**[64] na China apresentou as seguintes fórmulas, dependendo do sextante e do arco a prever

Homem UCPm1Pm2: $Y = 7,97 + 0,66X$

Homens LCPm1Pm2: $Y = 8,22 + 0,58X$

Feminino UCPm1Pm2: $Y = 8,30 + 0,61X$

Feminino LCPm1Pm2: $Y = 6,66 + 0,64X$

X= largura mesio-distal dos 4 incisivos mandibulares em mm.

Y= largura mesio-distal do canino e pré-molares num quadrante em mm

- Estudo efectuado por **Sharon Lee-Chan (1998)**[65] sobre pessoas de origem asiática e do Pacífico apresentou a fórmula

Maxilar: $Y = 8,2 + 0,6 (X)$

Mandibular: $Y = 7,5 + 0,6 (X)$

X= largura mesio-distal dos 4 incisivos mandibulares em mm.

Y= largura mesio-distal do canino e pré-molares num quadrante em mm

- ## <u>PREVISÃO DA UNIVERSIDADE DE BOSTON</u>[66]

O método de predição BU é baseado na soma da largura dos caninos decíduos mandibulares e duas vezes a largura dos primeiros molares decíduos. A abordagem BU pode ser usada quando os caninos decíduos e os primeiros molares ainda estão presentes.

Estudo efectuado por Bishara et al 1998: comparando Tanaka Johnston e BU mostrou que todas as análises mostraram uma boa previsão.

- **Abdul Wahab Nourallah et al. (2002)**[67] validaram a análise de Tanaka e Johnston em 600 doentes sírios com idades compreendidas entre os 14 e os 22 anos. As tabelas, equações e aproximações de Tanaka e Johnston foram modificadas de modo a melhorar a exatidão da previsão. Foram construídas novas tabelas de previsão mais exactas, aplicáveis a idades mais precoces, e novas equações de regressão. Além disso, foram desenvolvidas novas aproximações mais fáceis para permitir a previsão do tamanho dos caninos e pré-molares superiores não irrompidos, adicionando 6 mm às meias-larguras dos dentes 31, 41, 16 e 26. A previsão análoga do tamanho dos caninos e pré-molares mandibulares não irrompidos foi obtida adicionando-se 5,5 mm às meias-larguras dos mesmos dentes, 31, 41, 16 e 26.

• **John Y. K. Ling e Ricky W. K. Wong (2006)**[68] estudaram a população do sul da China para verificar a fiabilidade da análise de Tanaka Johnston. Concluíram que, para prever o espaço (em mm) necessário para o alinhamento de caninos e pré-molares não irrompidos em crianças do sul da China, é necessário reduzir para metade a soma das dimensões mesiodistais dos quatro incisivos inferiores e adicionar as respectivas constantes para o sexo masculino (superior, 11,5; inferior, 10,5) ou feminino (superior, 11,0; inferior, 10,0).

• **Zaid Bakri Al-Bitar et al. (2008)**[69] examinaram a aplicabilidade do método de previsão de Tanaka e Johnston numa população jordana. Verificaram que existia uma discrepância de género, com os indivíduos do sexo masculino a apresentarem incisivos mandibulares e segmentos de caninos e pré-molares maxilares e mandibulares significativamente mais largos. Os indivíduos jordanos devem ser divididos de acordo com o género antes de se efetuar uma análise da dentição mista e de se aplicar a equação correspondente.

• **K. R. Jaju et al. (2010)**[70] modificaram a equação de Tanaka e Johnson a fim de melhorar a exatidão da previsão para a população indiana cosmopolita. A equação de regressão é a seguinte

$Y = a + b\,X$

Os valores das constantes a e b são os seguintes. Equações estimadas para os homens:

1. Canino e pré-molar superiores: $Y = 11,65 + 0,725X1$

2. Canino inferior e pré-molar: $Y = 12,22 + 0,663X2$

Equações estimadas para as fêmeas;

1. Canino e pré-molar superiores: $Y = 19,44\ 0,553X1$

2. Canino inferior e pré-molar: $Y = 16,13 + 0,678X2$

• **Pooja Ahluwalia et al. (2011)**[71] efectuaram um estudo para avaliar a aplicabilidade do método

Tanaka Johnston de previsão das larguras mesiodistais de caninos e pré-molares permanentes na população do Norte da Índia. O estudo sugere que a análise da dentição mista de Tanaka Johnston previu em excesso a dimensão mesiodistal de pré-molares e caninos não irrompidos, tanto em indivíduos do sexo masculino como do sexo feminino, e a dimensão dos dentes apresenta dimorfismo sexual, tendo os homens dimensões mesiodistais maiores do que as mulheres.

• **Madhulika Mittar et al. (2012)**[72] determinaram uma equação linear para prever a soma dos caninos e pré-molares permanentes mandibulares e maxilares com os primeiros molares mandibulares mais os quatro incisivos mandibulares como factores de previsão. A equação assim determinada foi calculada como;

y=a +b x em que "y" é a variável dependente, ou seja, a soma dos caninos e pré-molares permanentes inferiores e superiores, "x" é a variável independente, ou seja, a soma dos primeiros molares inferiores mais os quatro incisivos inferiores, "a" é a interceção y e "b" é o declive da regressão. Os valores calculados das constantes "a" e "b" são:

	Maxillary	Mandibular
Male	17.947+0.572X	12.863+0.657X
Female	12.972+0.664X	07.487+0.773X

O valor previsto pelas equações de regressão determinadas foi mais exato do que o de Tanaka e Johnston.

• **Ibadullah kundi et al. (2012)**[73] avaliaram a aplicabilidade da análise de Tanaka e Johnston na previsão do tamanho em pacientes que visitam o Islamic International Dental Hospital, Islamabad. Afirmaram que a análise é válida para prever o tamanho dos caninos e pré-molares mandibulares não irrompidos, mas não é aplicável na arcada maxilar.

• **Oswaldo de Vasconcellos Vilella et al. (2012)**[74] avaliaram a aplicabilidade da análise de Tanaka-Johnston em indivíduos brasileiros. Concluíram que a análise de Tanaka-Johnston forneceu uma previsão aceitável da soma das larguras mesiodistais dos caninos e pré-molares superiores e inferiores em homens brasileiros negros e brancos, mas não em mulheres brasileiras brancas.

• **Mashaallah Khanehmasjedi e Leila Bassir (2013)**[75] determinaram as equações modificadas de Tanaka e Johnston para a população iraniana, reduzindo para metade a soma da dimensão mesiodistal dos quatro incisivos mandibulares e adicionando as respectivas constantes 10,5 para o maxilar superior e 10 para o maxilar inferior.

• **Jyoti Dhakal et al. (2013)**[76] Examinaram a aplicabilidade da previsão de Tanaka & Johnston numa amostra nepalesa. E afirmou que as equações e os gráficos utilizados para outras amostras étnicas não preveem com precisão a amostra nepalesa. A equação de regressão linear desenvolvida neste estudo pode ser usada para o tratamento ortodôntico de pacientes nepaleses.

Maxila: Y=11.43+0.40(X)

Mandíbula: Y=10.30+0.43(X)

• **Laique Sami Bangi et al. (2014)**[77] afirmaram que os métodos de Tanaka e Johnston comummente utilizados não eram tão exactos quando aplicados à nossa amostra da população de Gulbarga, uma vez que tendem a sobrestimar as medições reais. Foram formuladas novas equações de regressão para a população de Gulbarga para prever as larguras mesio-distais dos caninos e pré-molares.

ANÁLISE DA DENTIÇÃO MISTA DE BALLARD E WYLIES[18]

Ballard e Wylie (1947) estavam muito preocupados com a distorção da imagem radiográfica e, por isso, conceberam um método para avaliar a largura do canino e dos pré-molares inferiores com base na largura combinada dos quatro incisivos inferiores.

Esta análise baseou-se num estudo de 441 casos em que foi medida e registada a largura dos dentes mandibulares, incluindo o primeiro molar. (fig. 2)

Encontraram um coeficiente de correlação comparativamente relevante (0,64) entre o incisivo mandibular e o segmento posterior (caninos, 1º e 2º pré-molares). A partir desse conhecimento, tentaram prever a largura dos dentes posteriores da mandíbula por meio de uma fórmula: x = 9,41 + 0,527 y, onde y é igual à soma dos incisivos mandibulares.

Utilizando esta fórmula, foi elaborado um gráfico em que o valor previsto dos dentes caninos e pré-molares mandibulares é representado em função da largura do incisivo correspondente (fig. 3).

Testando estes cálculos, Ballard e Wylie chegaram à conclusão de que o seu método apresentava apenas 2,6% de erro ou 0,6 mm, em comparação com 10,5% de erro quando se utilizavam apenas as radiografias. No entanto, para que a análise de Ballard e Wylie possa ser utilizada de forma eficaz, é necessário ter em conta um acréscimo (é preciso considerar o espaço que os quatro incisivos ocupam e não apenas a soma da sua largura). Da mesma forma, deve-se prever que uma parte do espaço (espaço livre) será utilizada pelo movimento mesial do 1º molar permanente.

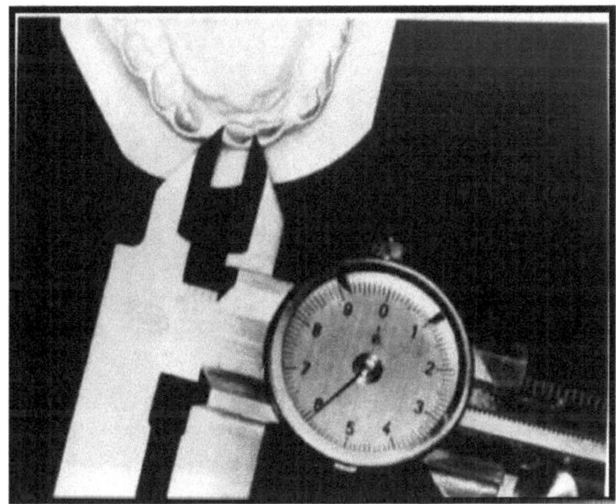

Fig-2 Medição da largura mesiodistal do incisivo mandibular utilizando um Boleyguage.

Numa arcada inferior normalmente alinhada, os incisivos inferiores invadiriam o espaço ocupado pelos caninos decíduos ou os seus espaços de extração (responsabilidade incisal). Metade desse valor para cada lado deve ser subtraído da distância entre a mesial do 1º molar e a distal do incisivo lateral. Assim, os caninos e pré-molares já têm menos espaço do que o inicialmente sugerido.

ANÁLISE DE BALLARD E WYLIES

1.	Soma dos incisivos inferiores (SI)L		
		21	12 (SI$_L$)
2.	Espaço disponível entre a distal dos incisivos laterais ou a mesial dos caninos (SA)		

3.	Diferença entre SI_L e SA	
4.	Metade do espaço necessário ou disponível (x)	1/2 R 1/2 L
5.	Espaço atual entre o incisivo lateral e o 1º molar permanente (Y)	R = L =
6.	Espaço disponível para cúspides e 1st , 2nd pré-molares (soma de X e Y)	R = L =
7.	Soma da largura MD do canino, 1st e 2nd pré-molar (utilizando a tabela)	R = L =

GRÁFICO DE ANÁLISE DA DENTIÇÃO MISTA DE BALLARD WYLIE

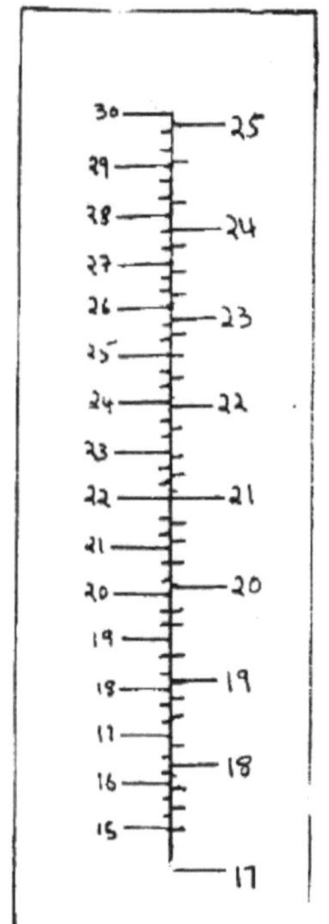

Fig-3

O lado correspondente da escala revela a soma das larguras do canino não irrompido, do 1st e do 2nd pré-molar. Portanto, comparando o espaço disponível e o espaço necessário para acomodar o futuro canino permanente e o 1º e 2º pré-molares, podemos concluir as discrepâncias de comprimento da arcada futura.

O Dr. Clyde Winzar propôs uma fórmula para o valor de Ballard e Wylie, ou seja, somar a largura dos incisivos, dividir por 2 e acrescentar 10 mm, o que será muito próximo da estimativa da largura combinada do canino e dos dois pré-molares proposta por Ballard e Wylie.

NANCIAR A ANÁLISE DA DENTIÇÃO MISTA[20]

Nance foi um pioneiro no que diz respeito ao material dentário e às medidas do perímetro da arcada. Ele percebeu, através de seus estudos em 1934, que quando as arcadas eram tratadas precocemente, havia um excesso de espaço quando os molares decíduos eram substituídos por pré-molares menores. Ele concluiu que o comprimento da arcada dentária, da face mesial de um primeiro molar permanente inferior até a face mesial do dente correspondente no lado oposto, é sempre encurtado durante a transição da dentição mista para a permanente.

Nance também observou que, em um paciente médio, existe uma margem de 1,7 mm entre a largura mesiodistal combinada do canino mandibular primário e do primeiro e segundo molares primários e a largura mesiodistal dos dentes permanentes correspondentes, sendo os dentes primários os maiores. Essa diferença entre a largura mesiodistal total dos três dentes decíduos correspondentes na arcada maxilar em relação aos três dentes permanentes que os sucedem é de apenas 0,9mm. Moorees, no entanto, mostrou que a perda de espaço na mandíbula é de 3,9 mm para os meninos e 4,8 mm para as meninas durante a troca dos dentes decíduos e permanentes.

METODOLOGIA

Para a análise da dentição mista defendida por Nance, sao necessários os seguintes materiais.

- Radiografias periapicais (utilizando a técnica do cone longo)

- Fio de ligadura de latão de 0,026 polegadas

- Cartão pautado de 3x5 polegadas para registar as medidas

- Um conjunto de modelos de estudo

- Divisores com pontas afiadas

NANCIAR A ANÁLISE DA DENTIÇÃO MISTA

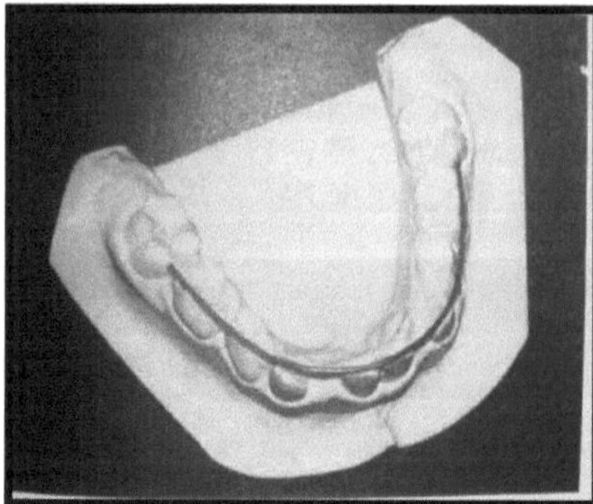

Fig- 4 Medição do perímetro da arcada com fio de ligadura de latão.

1. Começa-se por medir a largura dos quatro incisivos permanentes mandibulares erupcionados.

2. Deve ser medida a largura do canino mandibular não irrompido, do primeiro e do segundo pré-molar nas radiografias.

3. Se um pré-molar for rodado, o dente correspondente no lado oposto é medido.

4. Medir o espaço disponível, ou seja, o perímetro da arcada, utilizando um pedaço de fio de ligadura de latão de 0,026 polegadas, contornado de acordo com a forma da arcada, que se estende desde a superfície mesial do primeiro molar permanente de um lado da arcada até à superfície mesial do primeiro molar permanente do lado oposto. O fio é passado sobre as cúspides vestibulares dos dentes posteriores e a borda incisal dos dentes anteriores (fig-4).

5. Desta medida devem ser subtraídos 3,4 mm como a diminuição esperada no comprimento da arcada como resultado do desvio mesial do primeiro molar permanente, a menos que o espaço livre seja mantido.

Assim, comparando as duas medidas do espaço necessário e do espaço disponível, o dentista pode prever, com um grau razoável de exatidão, a adequação ou inadequação da circunferência da arcada.

VANTAGENS

1. O resultado é um erro mínimo

2. Pode ser realizado com fiabilidade

3. Permite a análise de ambos os arcos

LIMITAÇÕES

1. Requer uma radiografia cefalométrica, o conhecimento da análise de Tweed e um traçado exato.

2. É um processo moroso.

3. São necessárias radiografias completas da boca.

ANÁLISE DE HUCKABA [37]

Em 1964, Huckaba apresentou uma técnica para a análise da dentição mista que compensa a ampliação radiográfica das imagens dos dentes na película periapical.

Este método baseia-se no pressuposto de que o grau de alargamento de um dente primário será o mesmo que o do seu sucessor permanente subjacente na mesma película. Ele utiliza tanto modelos como radiografias para determinar a largura do dente não irrompido.

PRINCÍPIO:

Em qualquer tipo de radiografia, é necessário compensar a ampliação da imagem radiográfica. Isto pode ser feito medindo um objeto que possa ser visto tanto na radiografia como no molde. Pode então ser estabelecida uma relação de proporcionalidade simples

$$\frac{True\ width\ of\ primary\ molar\ (X_1)}{Apparent\ width\ of\ primary\ molars\ (X_2)} = \frac{True\ width\ of\ unerupted\ premolar\ (Y_1)}{Apparent\ width\ of\ unerupted\ premolar\ (Y_2)}$$

ou seja, $\dfrac{X_1}{X_2} = \dfrac{Y_1}{Y_2}$ Por conseguinte $Y_1 = \dfrac{X_1 Y_2}{X_2}$

METODOLOGIA:

Utilizar um medidor de Boleys,

- Medir a largura mesiodistal do dente primário na radiografia $(X)_1$

- Medir a largura mesiodistal do dente primário (X_2) diretamente na boca ou no molde.

- Medir a largura do dente sucessor permanente a partir da mesma radiografia (Y2).

- Substituir os valores medidos na fórmula para obter a largura real do dente permanente não irrompido.

VANTAGENS

- A precisão é bastante boa, dependendo da qualidade da radiografia, da precisão do examinador e da posição do dente.

- Esta técnica pode ser utilizada nas arcadas maxilar e mandibular em todos os grupos étnicos.

DESVANTAGEM

- Se o dente for rodado, a imagem radiográfica é ampliada.

ANÁLISE DA DENTIÇÃO MISTA PELO MÉTODO DO PAI VELHO DE HIXON[28]

Hixon e Oldfather (1958) descreveram um método de previsão das larguras dos caninos e pré-molares inferiores não irrompidos. Utilizaram registos longitudinais do estudo de crescimento facial da universidade estatal de IOWA. O número de amostras colhidas foi de 76 indivíduos. Os moldes inferiores foram então medidos entre 7 1/2 e 11 anos de idade, e novamente para a mesma pessoa, os dentes foram medidos aos 15 anos de idade. Foram tiradas radiografias com um cone de 16" do mesmo lado, no mesmo dia em que os modelos foram feitos.

METODOLOGIA:

Soma dos diâmetros mesiodistais máximos de um incisivo central e de um incisivo lateral permanentes da mandíbula com o diâmetro do primeiro e segundo pré-molares não irrompidos (bicúspides), medida na película intra-oral do mesmo lado (fig. 6). Registar este valor como o valor medido para estimar a soma das larguras do canino e do bicúspide.

Valor medido (mm)	Tamanho estimado do dente (mm)

23	18.4
24	19
25	19.7
26	20.3
27	21
28	21.6
29	22.3
30	22.9

Este valor estimado, segundo eles, deve ser exato com

0,6 mm para 68% dos casos

1,1 mm para 95% dos casos

1,7 mm em 99% dos casos

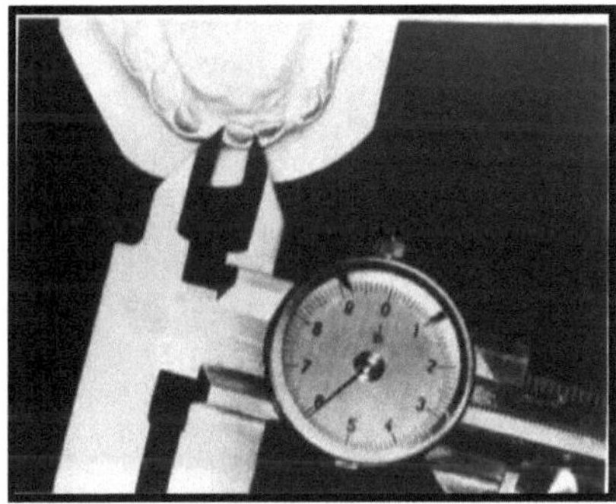

Fig- 5 Medição da largura dos incisivos inferiores utilizando um calibre de Boleys.

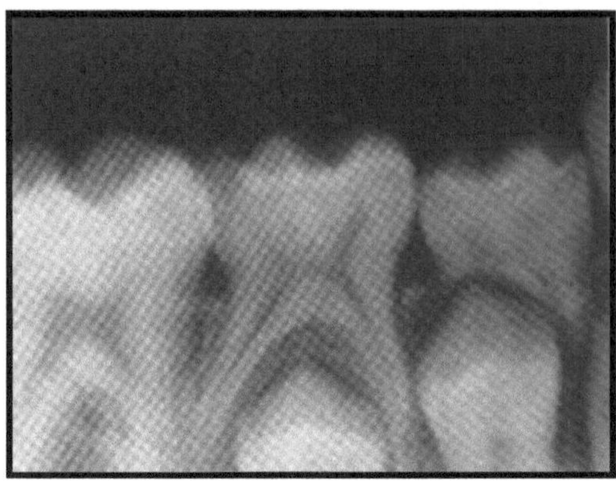

Fig-6 Medição da largura radiográfica de cúspides e bicúspides não irrompidos.

Se a largura total dos quatro incisivos inferiores, juntamente com as medições radiográficas de ambos os lados do canino, do 1º e do 2º pré-molar, for obtida, pode ser utilizada outra tabela.

Valor medido (mm)	Tamanho estimado do dente (mm)
46	18.4
47	18.7
48	19
49	19.4
50	19.7
51	20.0
52	20.3
53	20.7
54	21
55	21.3
56	21.6
57	22
58	22.3
59	22.6

60	22.9

Hixon e Oldfather afirmam que o seu erro de previsão é de apenas 1,2 mm em comparação com a análise de Ballard e Wylie de 2,3, um erro de 3,9 mm no método de Nance e 2,8 com o gráfico de Carey.

A recomendação desta técnica pressupõe a utilização de um cone no aparelho de raios X dentário que dá uma distância de 16 polegadas ao alvo cutâneo. O tamanho estimado de 3, 4 e 5 pode então ser comparado com o espaço disponível para a sua erupção. Este espaço disponível pode ser obtido medindo a superfície mesial do primeiro molar permanente até à distal dos incisivos laterais com um Boleyguage em que as lâminas de medição foram esmeriladas até ficarem com um bordo fino. Para o alinhamento dos dentes, é necessário compensar o apinhamento ou o espaçamento dos incisivos, a inclinação incorrecta dos incisivos e as rotações incisais. Ao determinar o espaço para o alinhamento, o potencial deslocamento mesial dos molares também deve ser considerado.

ANÁLISE REVISTA DE HIXON E OLDFATHER[45]

Os estudos efectuados após a introdução da análise de Hixon-Oldfather revelaram que, em média, os valores obtidos por este método são inferiores à largura real dos caninos e pré-molares.

Isto levou a uma revisão da equação de previsão que melhorou significativamente a capacidade de previsão do método Hixon -Oldfather.

Robert K. Staley e Paul E. Kerber revisaram o método usando as mesmas variáveis preditoras usadas por Hixon e Oldfather; as larguras dos incisivos inferiores centrais e laterais dos moldes e as larguras do primeiro e segundo pré-molares, medidas a partir de radiografias periapicais da arcada mandibular. No estudo original, as medições das variáveis preditoras e dependentes foram efectuadas, na sua maioria, no lado esquerdo da arcada mandibular. Em contraste, o método revisto calculou a média das medições das variáveis preditoras e dependentes dos lados direito e esquerdo da arcada inferior de cada grupo de estudo. A equação revisada resultou em um erro padrão de estimativa menor e, portanto, mais satisfatório, em comparação com a equação original.

Um gráfico de previsão desenvolvido a partir da equação revista é ilustrado (fig. 7). O sistema universal de numeração dentária foi utilizado para identificar os dentes no gráfico. Um 'X' antes do número de um dente indica que a largura mesiodistal desse dente foi medida numa radiografia periapical. Um número de dente em pé indica que a largura do dente foi medida num molde de gesso. O gráfico tem uma precisão de 0,1 mm.

Samir E. Bishara e Rober N. Staley (1969) desenvolveram uma abordagem passo a passo para a análise da dentição mista em relação ao tamanho do dente e ao comprimento da arcada, para ser usada em conjunto com o gráfico de previsão para estimar a discrepância entre o tamanho do dente e o comprimento da arcada do paciente. A tabela e o gráfico devem ser usados como um registo clínico desenvolvido para pacientes submetidos a avaliação e/ou tratamento da dentição mista.

Os primeiros quatro passos do gráfico envolvem a realização de medições das variáveis preditoras. É importante que as radiografias periapicais sejam tiradas com uma técnica de paralelismo de cone longo. A soma das quatro variáveis preditoras para cada lado da arcada é introduzida no passo 5 da tabela. Esta soma é então levada para o eixo horizontal (inferior) da linha de previsão. A linha vertical mais próxima do ponto ao longo do eixo horizontal onde a soma está localizada é então seguida para cima até à linha de previsão diagonal. O ponto de intersecção das linhas vertical e diagonal é então seguido para a esquerda numa linha horizontal até ao eixo vertical (esquerdo), onde se encontra a soma prevista dos caninos e pré-molares não irrompidos (fig. 7). Por exemplo, se a soma das variáveis preditoras for 25 mm, a soma prevista do canino e dos pré-molares não irrompidos será de aproximadamente 20 mm. A soma prevista é introduzida no passo 6 da tabela.

Se as medidas das variáveis preditoras estivessem disponíveis apenas para um lado da arcada, pode-se razoavelmente assumir, com base no alto grau de simetria bilateral nas larguras dos dentes caninos e pré-molares, que a soma predita das larguras dos caninos e pré-molares não irrompidos seria muito semelhante para os dois lados da arcada. Pré-molares mal rotacionados numa radiografia não devem ser medidos. Se o dente anterior não estiver rodado na radiografia, a sua medida pode ser substituída pela do dente relacionado.

O erro padrão de estimativa para o gráfico de previsão é de 0,44 mm. Espera-se que, para aproximadamente 68% dos pacientes com uma determinada estimativa, as larguras reais dos pré-molares e dos caninos se situem num intervalo de valores entre 0,44 mm acima da estimativa e 0,44 mm abaixo da estimativa.

A estimativa do tamanho do canino e do pré-molar que é obtida a partir do gráfico de previsão é a estimativa média. A estimativa média no quinquagésimo percentil é maior do que a verdadeira sera de larguras para metade de todos os pacientes possíveis e menor do que a verdadeira soma de larguras para metade de todos os pacientes possíveis. Alguns clínicos preferem escolher a soma prevista num percentil acima de 50, de modo a que o erro ou a previsão esteja do lado da sobrestimação em vez do lado da subestimação. Moyer recomenda a previsão no percentil 75 como uma proteção contra a subprevisão do tamanho real. A adição de um erro padrão de estimativa à soma prevista daria uma soma prevista de larguras no percentil oitenta e quatro. Isto asseguraria ao clínico que a soma prevista das larguras dos caninos e pré-molares é tão grande ou maior do que a soma verdadeira em 84% de todos os pacientes possíveis. O erro padrão da estimativa é adicionado à soma prevista das larguras de caninos e pré-molares não irrompidos nos passos 7 e 8 do gráfico.

O comprimento posterior da arcada é medido e introduzido no passo 9 da tabela. Quando o canino decíduo está presente na arcada, uma medida adicional do comprimento da arcada na parte canina da arcada é adicionada ao comprimento medido entre a superfície mesial do primeiro molar permanente e a superfície distal do canino decíduo. A estimativa da largura dos caninos e pré-molares não irrompidos é subtraída da medida do comprimento da arcada posterior (passo 9). O passo é repetido para o outro lado (passo 10), e então as estimativas para os dois segmentos posteriores são adicionadas (passo 11).

O comprimento do arco anterior é medido, é importante que os dois segmentos anteriores sejam medidos a partir do mesmo ponto na linha média. Recomenda-se marcar o ponto da linha média com um lápis. A soma das larguras dos incisivos, medidas nos passos 1 e 2 da tabela, é então subtraída do comprimento da arcada anterior. O restante desta subtração é introduzido no passo 12 da tabela.

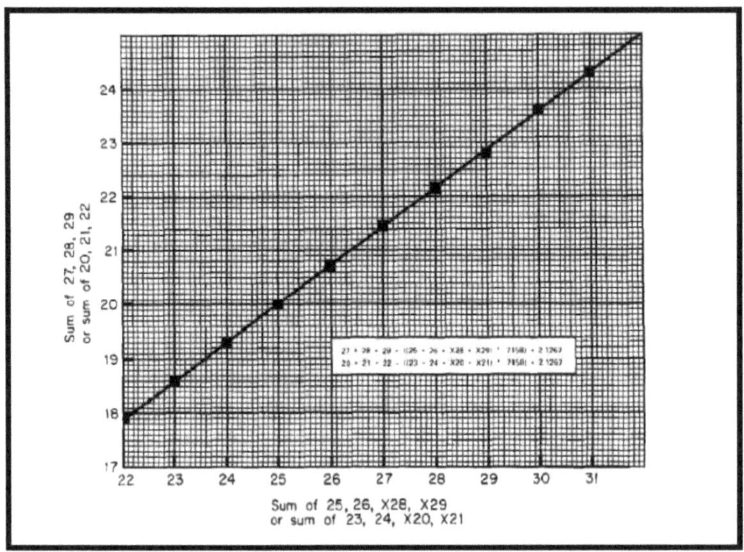

Fig- 7 Gráfico de previsão para a análise espacial da zona de apoio segundo Hixon e Oldfather, modificado por Staley e Kerber

A relação entre o comprimento total da arcada e o tamanho do dente é resumida no passo 13 da tabela, com um número positivo a indicar um excesso de comprimento da arcada e um número negativo a indicar uma deficiência no comprimento da arcada.

MÉTODO DE ANÁLISE DE TWEED[78]

Tweed estudou a relação entre os incisivos inferiores e o plano mandibular; verificou que se os dentes não estiverem numa relação estável com o osso basal após o tratamento, o resultado obtido pode recair. Tendo em conta este facto, considerou que a análise orientada para os dentes, por si só, não é adequada. É preferível uma análise orientada para a face, que incorpore as relações dos dentes incisivos com o osso basal. Por isso, ele desenvolveu o método de Tweed.

METODOLOGIA:

1. Para o espaço necessário: Os quatro incisivos mandibulares foram medidos no seu maior diâmetro mesiodistal da coroa por meio de um calibre Boley deslizante com bicos pontiagudos. Todas as medições foram feitas com o medidor paralelo às bordas incisais dos dentes, e todas as leituras foram feitas com aproximação de 0,1 mm. Os valores dos caninos não irrompidos dos pré-molares foram obtidos através da medição do seu maior diâmetro mesiodistal da coroa ou das suas imagens na radiografia periapical. O aumento radiográfico pode ser reduzido através da fórmula de Huckabas. Os valores obtidos para os incisivos inferiores no molde e os valores para os caninos e pré-molares na radiografia foram adicionados para fornecer o espaço necessário.

2. Para espaço disponível: Um fio de latão (0,33 polegadas) é estendido da superfície mesiovestibular do primeiro molar permanente de um lado até à mesiovestibular do molar do lado oposto, passando através das cúspides vestibulares e dos bordos incisais dos restantes dentes. O fio deve ser cuidadosamente endireitado e medido com um medidor de Boley pontiagudo com uma aproximação de 0,1 mm.

3. Uma avaliação das relações entre a inclinação axial dos incisivos inferiores e o osso basal foi efectuada no traçado do cefalograma lateral (fig. 8). A quantidade de protrusão e retrusão dentoalveolar foi avaliada e incorporada na análise da dentição mista, tendo sido formulados determinados critérios fixos.

CORRECÇÃO CEFALOMÉTRICA PELO MÉTODO TWEED

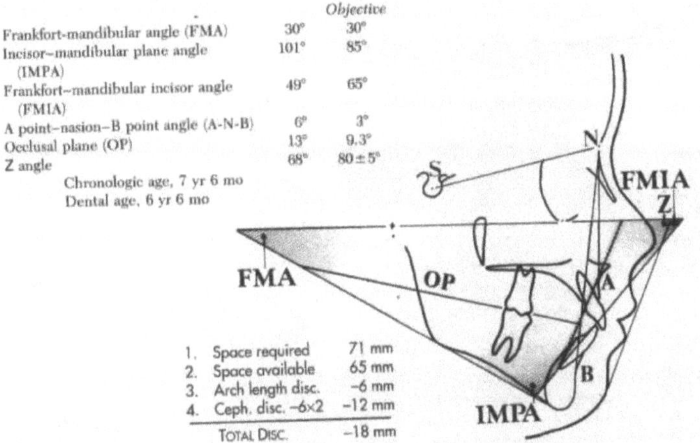

Fig- 8

> Quando o FMA se situa entre 21° e 29°, o FMIA deve ser de 68°

> Quando o FMA é de 30" ou superior, o FMIA deve ser de 65°

> Se o FMA for igual ou inferior a 20", o IMPA não deve exceder 92°.

Se para um FMA específico (por exemplo, 30°) o FMIA (49°) não correspondia, foi traçada uma linha objetiva para formar o FMIA necessário (65°). Depois, a distância entre a linha objetiva e a linha que passava pela inclinação real do incisivo mandibular era medida no plano oclusal com um compasso de calibre pontiagudo, com uma aproximação de 0,1 mm (6 mm). Este valor é depois multiplicado por 2 para incluir os lados direito e esquerdo (12mm).

A correção cefalométrica total, que foi depois adicionada à diferença entre o espaço necessário e o espaço disponível, produz a discrepância total.

UM MÉTODO DIGITAL NOVO, EXACTO E RÁPIDO PARA PREVER O TAMANHO DOS DENTES NÃO IRROMPIDOS[79]

Até o momento, três grupos básicos têm sido utilizados para determinar as larguras mesiodistais de caninos e pré-molares não irrompidos. No entanto, alguns desses métodos (como as equações de regressão múltipla) não costumam ser realizados por consumirem muito tempo e, em alguns deles, os coeficientes de correlação entre os tamanhos reais dos "dentes de referência" e os "valores reais" dos dentes previstos não são suficientemente altos para garantir uma boa previsão.

Neste estudo, os moldes dentários de 100 adolescentes espanhóis com dentição permanente foram medidos com uma aproximação de 0,05 mm com um sistema computorizado bidimensional. O objetivo era prever os tamanhos mesiodistais dos dentes caninos e pré-molares não irrompidos, utilizando como referência os tamanhos do incisivo central superior, do primeiro molar superior e inferior, ou uma combinação destes, e utilizando uma tabela específica de tamanhos mesiodistais.

MÉTODO:

Com a ajuda do rato como interface de utilizador, marcámos o tamanho mesiodistal de cada dente permanente na imagem dos moldes. A partir destes dados, foi possível prever o tamanho dos restantes dentes não irrompidos.

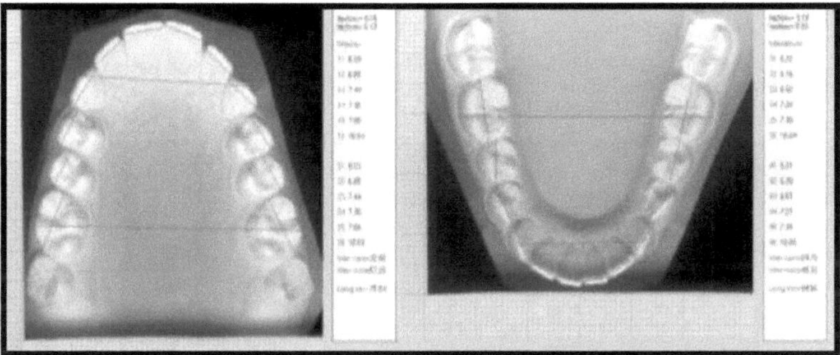

Fig-9 Resultados dos tamanhos dos dentes mesiodistais com o Método Digital na arcada superior e inferior.

O estudo mostrou que o Método Digital proposto foi muito preciso na previsão do tamanho dos dentes caninos e pré-molares não irrompidos. A combinação das somas do incisivo central superior permanente e do primeiro molar inferior foi o melhor preditor para caninos e pré-molares nesta amostra. Os dentes da arcada superior foram melhor previstos do que os da arcada inferior. O incisivo lateral superior forneceu as piores previsões.

ANÁLISE ESPACIAL DA DENTIÇÃO MISTA CBCT E ALGUNS MÉTODOS DE PREVISÃO[80]

Este estudo avaliou o grau de equivalência entre as previsões dadas por três modelos (Tabelas Preditivas de Moyers nos percentis 75 e 50 e Equações de Tanaka-Johnston) sobre a soma das larguras dos dentes mesiodistais não irrompidos dos caninos e pré-molares permanentes (SUCP) e um "padrão ouro" dado pela Tomografia Computadorizada de Feixe Cônico.

A amostra do estudo foi constituída por crianças (n=26) com idades compreendidas entre os 8 e os 13 anos que frequentaram a consulta de pediatria/ortodontia do Departamento de Medicina Dentária da Faculdade de Medicina da Universidade de Coimbra.

<u>**IMAGENS DE FEIXE CÓNICO**</u>

Para as medições de CBCT, as imagens foram obtidas com o scanner iCAT, 120 kVp, 5 mA, 8,9 segundos por rotação, campo de visão de 8x16cm e um tamanho de voxel de 0,3 mm. Os dados volumétricos foram importados no formato DICOM e analisados com o software In Vivo 5.

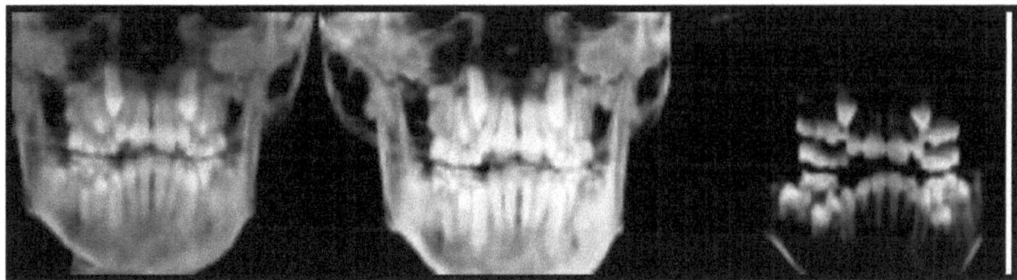

Fig-10 Protocolo para o isolamento dos dentes não irrompidos, escolhendo "Dental View", aumentando o contraste e, finalmente, diminuindo o brilho

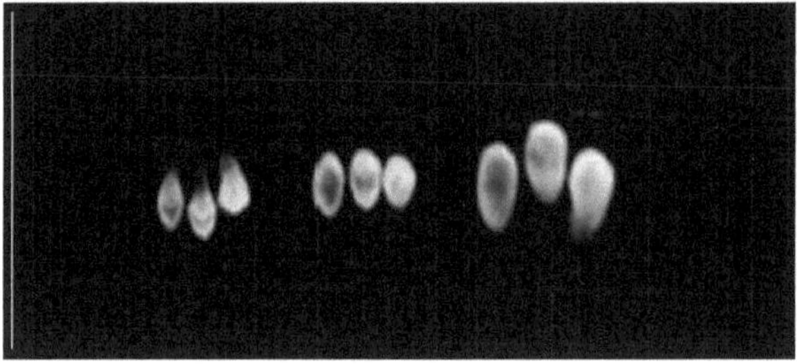

Fig-11 A face oclusal de cada dente foi alinhada com o monitor e a largura mesiodistal foi medida. As medições foram então confirmadas a partir de uma vista vestibular/palatina, de modo a assegurar que a largura mesiodistal correcta estava a ser medida.

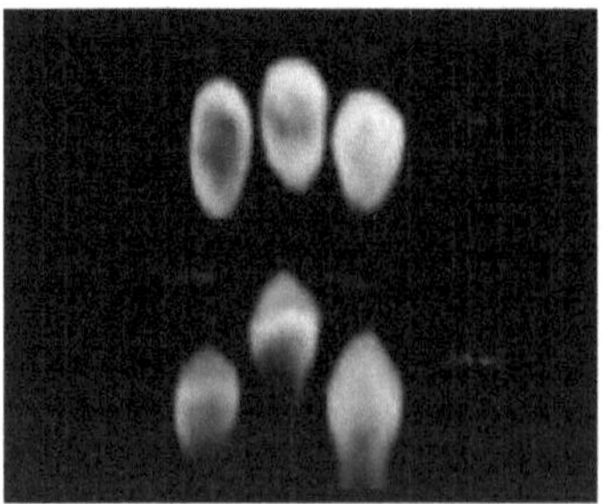

Fig-12 Vista oclusal e palatina dos dentes não irrompidos com as medidas finais

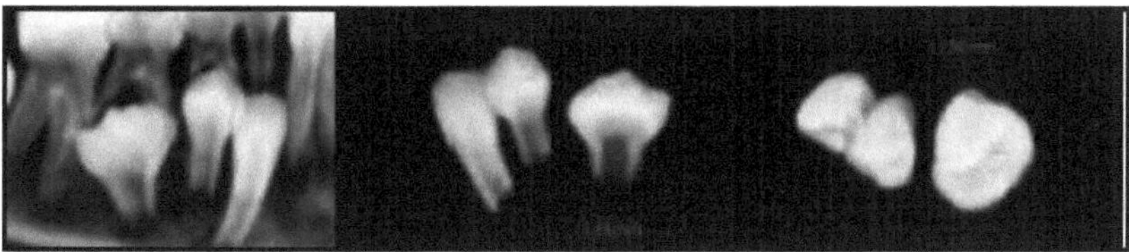

Fig-13

A variação individual é um fator importante a ter em conta quando se planeia um tratamento ortodôntico. Com a TCFC, o ortodontista pode detetar qualquer dente com forma anormal, macro ou microdontia, que passaria despercebida com os métodos preditivos. No presente estudo, houve um caso de macrodontia, um segundo pré-molar inferior com mais de 11,0 mm. Isso explica a grave subestimação de quase 4,0 mm.

Este estudo concluiu que o percentil 50 de Moyer é o modelo preditivo com a menor percentagem de desvios absolutos em relação à tomografia computorizada de feixe cónico, quando comparado com o percentil 75 de Moyers e a equação de Tanaka-Johnston. Além disso, o percentil 50 de Moyers é mais equilibrado entre a sobrestimação e a subestimação, ao contrário do percentil 75 de Moyers e da equação de Tanaka-Johnston.

CAPÍTULO 6. COMPARAÇÃO DE VÁRIAS ANÁLISES DA DENTIÇÃO MISTA

- **Singh e Nanda (1972)**[81] mediram a largura mesio distal dos dentes permanentes nos moldes dentários de 104 crianças indianas com idades compreendidas entre os 11 e os 18 anos, que apresentavam diferentes graus de má oclusão. Como não houve diferença significativa entre os sexos ou tipos de má oclusão, os resultados foram agrupados. Foram efectuadas correlações múltiplas entre dentes diferentes, entre cada dente de um quadrante e entre dentes de quadrantes diferentes. Os dentes da mesma classe morfológica apresentaram a maior correlação co-eficiente. A soma da largura mesio-distal do incisivo do homem. Incisivo mostrou uma forte relação com a largura mesiodistal dos outros dentes, indicando sua utilidade como preditor do tamanho do dente. Foi encontrada uma alta correlação entre dentes de diferentes quartos em que a soma da largura mesio distal do incisivo mandibular possibilitou a predição da largura do canino e do pré-molar não irrompido.

Singh & Nanda, apesar de não terem publicado as larguras dos dentes que examinaram, compararam os seus dados com os obtidos por Ballard e Wylie e Bolton e descobriram que os valores para as crianças indianas eram muito diferentes dos valores para as crianças caucasianas, pelo que concluíram que existiam discrepâncias raciais no tamanho dos dentes e, por conseguinte, que os dados recolhidos num grupo étnico não eram transferíveis para outro.

- **Kaplan et al. (1977)**[82] compararam a exatidão da análise da dentição mista de Hixon e Oldfather, Moyers e Tanaka e Johnston. Eles propuseram uma modificação da equação de Hixon-Oldfather em que a largura do incisivo lateral mandibular não era utilizada. Os outros três valores foram adicionados para produzir um valor que se aproximasse das larguras combinadas do canino e dos pré-molares. Os valores calculados são então adicionados aos valores previstos para melhorar a precisão. É de notar que a sua equação se baseia na utilização de uma distância do alvo de 19 polegadas, em vez da distância do cone longo de 16 polegadas. Concluíram que a análise de Hixon e Oldfather era a mais exacta dos três métodos.

- **Zilberman et al. (1977)**[83] verificaram a precisão das estimativas de Moyers e Hixon-Oldfather num grupo de quarenta e seis crianças israelitas. Eles encontraram uma correlação mais forte em ambos os arcos entre os tamanhos observados e as medidas de radiografias do que a partir das tabelas de Moyers. A dispersão em torno da linha de regressão baseada na estimativa de Moyers foi maior do que a dispersão em torno da linha de regressão baseada nos achados radiográficos. O seu estudo também indicou que o método de combinação desenvolvido por Hixon e Oldfather era comparável em precisão à técnica de medição estritamente radiográfica.

- **Smith et al. (1979)**[84] verificaram a exatidão da análise baseada nas tabelas de Moyers, no procedimento de combinação Hixon-Oldfather e na sua análise Tri-4. Concluíram que a análise Tri-4 parecia ser um método mais simples e mais exato para a análise de dentições mistas do que os métodos de uso comum na altura.

- No entanto, **Gardner (1979)**[85] constatou que Nance, Moyers e Tanaka Johnston tendiam a efetuar previsões excessivas de 1 a 3 mm, enquanto Hixon e Oldfather tinham mais probabilidades de efetuar previsões insuficientes de cerca de 0,5 mm.

- **Motokawa et al. (1987)**[86] compararam quatro técnicas não-radiográficas em crianças japonesas e descobriram que a correlação entre o incisivo permanente inferior e os caninos e pré-molares permanentes era relativamente baixa em comparação com as investigações anteriores. A diferença pode ser atribuída à variabilidade racial. No entanto, indicaram que a sua análise da largura interlateral dos incisivos (I.L.I.W.) era o método mais exato, para além de ser mais simples e mais rápido.

- **De Paula et al. (1995)**[87] investigaram a precisão do uso da medida dos caninos e pré-molares inferiores diretamente em 45 radiografias cefalométricas[0] de quarenta crianças brasileiras. Verificaram que houve diferenças significativas entre os valores reais dos caninos e pré-molares inferiores, ao nível de 1%, tanto em meninos quanto em meninas, provavelmente devido ao fator de ampliação inerente à técnica radiográfica (7,3% para meninos e 8,5% para meninas). No entanto, quando comparado com Moyers a 75%, Tanaka e Johnston, Carey, e Ballard e Wylie, o seu método de previsão ainda produziu melhores correlações com os valores reais dos caninos e pré-molares (r= 0,821 para os rapazes e r= 0,73 para as raparigas).

- **Tootla et al. (2003)**[88] compara a exatidão da previsão de espaço para os caninos e pré-molares permanentes não irrompidos através de um método reconhecido de análise do espaço na dentição mista (técnica de Moyers) vs. estimativa por observação visual simples (SVO). O estudo mostrou que, embora a técnica de Moyers tenha demonstrado menor variação e maior reprodutibilidade do que a SVO em suas previsões de espaço, nenhuma das técnicas foi mais precisa na previsão do resultado final do espaço na dentição permanente. O nível de experiência dos clínicos não fez qualquer diferença na exatidão das previsões de espaço por qualquer uma das técnicas.

- **Mario Legovic et al. (2006)**[89] examinaram a fiabilidade de oito métodos para determinar os diâmetros mesio-distais das coroas dos caninos e pré-molares permanentes. Ele constatou que o método proposto por Bachmann (1986) provou ser o mais confiável nesse estudo. Os métodos de predição de Moyers (1973), Droschlet al. (1977) , Tanaka e Johnston (1974) , Berendonk (1965) , Nawrath (1968) , e Legović e Hautz (1989) tenderam a superestimar as somas das larguras das coroas de C, P 1 , e P 2 em ambas as arcadas. Os métodos de previsão de Gross e Hasund (1989), Bachmann (1986), e Trankmannet al. (1990) mostraram uma tendência para subestimar as somas das larguras das copas de C, P 1, e P 2.

- **Sonawane Sushma et al. (2008)**[90] compararam os métodos de Tanaka Johnston e Moyers, e avaliaram sua aplicabilidade na população Marathi. Ambos os métodos de previsão superestimaram o tamanho real dos dentes caninos e pré-molares não irrompidos na população Marathi, portanto, ambos os métodos de previsão não seriam tão precisos nessa população. O gráfico de Moyers, com um nível de confiança de 50%, fornece uma estimativa mais realista da largura dos caninos e pré-molares não irrompidos, em comparação com um nível de confiança de 75% para a população Marathi. Para obter resultados mais precisos na população Marathi, em vez de utilizar as equações de previsão de Tanaka Johnston, sugere-se a utilização de equações de regressão recentemente desenvolvidas. Para os dentes mandibulares, Y = 10,830 + 0,563 (X) Para os dentes maxilares, Y = 12,143 + 0,481 (X)

- **William Buwembo et al. (2012)**[53] afirmou que Nesta população ugandesa, as tabelas de probabilidade de Moyers podem ser utilizadas para prever as larguras dos dentes em probabilidades de percentis específicos, mas, em geral, a técnica de Tanaka e Johnston tende a sobrestimar as larguras dos dentes.

- **Barun Dasgupta e Shabnam Zahir (2012)**[91] realizaram um estudo para determinar a fiabilidade do método de Moyer e de Tanaka-Johnston do sistema de análise da arcada dentária mista na população bengali. As equações de regressão foram formuladas, separadamente em ambas as arcadas, como Y = 9,5 + 0,488 (X) para a arcada inferior, Y = 10,3 + 0,493 (X) para a arcada superior Onde, Y = a + b (X){X = variável independente (medidas dos incisivos mandibulares) Y = variável dependente (soma dos caninos e pré-molares)} este estudo sugeriu que tanto a análise da arcada de dentição mista de Moyer como a de Tanaka-Jhonson são aplicáveis na população bengali, mas com pequenas modificações na sua equação de regressão.

- **Ahmad S Burhan e Fehmieh R Nawaya (2014)**[92] avaliaram a aplicabilidade dos métodos de Moyers e de Tanaka e Johnston para estimar as larguras mesiodistais de caninos e pré-molares permanentes em indivíduos sírios. O método de Moyers é mais preciso para a análise da dentição mista de indivíduos sírios. No entanto, o nível de percentil adequado é determinado pelo sexo. As larguras previstas determinadas pelas equações de Tanaka e Johnston superestimam as larguras reais dos caninos e pré-molares permanentes inferiores para pacientes do sexo masculino e feminino. A variável independente utilizada nos gráficos de Moyers e nas equações de Tanaka e Johnston não apresenta os coeficientes de correlação mais elevados com as variáveis dependentes.

- **Namitha Ramesh et al. (2014)**[93] avaliaram a fiabilidade dos métodos de previsão da dentição mista de Tanaka e Johnston e de Moyer (percentil 75) numa amostra da população de Kodava. Os dados do estudo ilustram a limitação das equações de regressão de Tanaka e Johnston e do gráfico de Moyer (percentil 75) quando aplicados à população de Kodava. A partir destes dados, foram derivadas equações de regressão e tabelas de probabilidade para a previsão do tamanho dos dentes na população de Kodava.

- **Vanessa Paredes et al. (2015)**[94] estudaram a aplicabilidade dos Métodos de Moyers e Tanaka-

Johnston em indivíduos com ascendência espanhola e concluíram que as previsões de Moyers tendem a subestimar o PMCU e o PMCL, enquanto as previsões de Tanaka-Johnston tendem a superestimá-los. As equações para estimar a largura combinada dos caninos e pré-molares não irrompidos foram: Masculino: UCPM = 12,68 + 0,42 LI e LCPM = 11,71 + 0,44 LI. Fêmea: UCPM = 12,06 + 0,43LI e LCPM = 10,71 + 0,46 LI.

• **Juneja Suruchi (2015)**[95] avaliou a precisão dos métodos propostos por Tanaka e Johnston, Moyers, e Bernabé e Flores-Mir para prever as dimensões mesiodistais de caninos e pré-molares permanentes numa população do norte da Índia. Todos eles mostraram uma superestimação das larguras mesiodistais do segmento pré-molar dos caninos superiores e inferiores, tanto no sexo masculino quanto no feminino. As equações de regressão propostas para a população do norte da Índia são:

Homens

Maxila: Y = 9,783 + 0,511 (X) Mandíbula: Y = 8,415 + 0,546 (X)

Mulheres

Maxila: Y = 10,029 + 0,467 (X) Mandíbula: Y = 8,796 + 0,496 (X).

CAPÍTULO 7. INSUFICIÊNCIAS DA ANÁLISE DA DENTIÇÃO MISTA[1]

1. Têm sido aplicados mecanicamente sem a devida consideração pela dinâmica biológica de uma fase crítica no desenvolvimento da dentição.

2. Foram feitas suposições ingénuas (uma suposição universal como 1,7 mm de desvio mesial tardio)

3. Presunção de que a análise é exacta. A fiabilidade da estimativa é comprometida pela distorção radiográfica, pela rotação dos dentes não irrompidos e pelas dificuldades práticas em medir com precisão os tamanhos dos dentes e as dimensões da arcada a partir de moldes dentários. Além disso, as correlações entre os tamanhos dos dentes são frequentemente modestas em valor, devido à variação normal entre as pessoas e à possibilidade de assimetria flutuante do tamanho dos dentes dentro dos indivíduos. Embora exista um consenso geral de que as dimensões mesiodistais dos caninos e pré-molares não irrompidos estejam razoavelmente bem correlacionadas com os tamanhos correspondentes dos incisivos centrais e laterais permanentes da mandíbula, a previsão não é de forma alguma perfeita e deve ser interpretada com cuidado. No entanto, mesmo que os tamanhos dos dentes pudessem ser previstos com absoluta precisão, ainda assim poderia não ser possível determinar mudanças no apinhamento dos incisivos, devido às grandes variações individuais nos padrões de crescimento dentofacial. Atualmente, não existem métodos fiáveis para prever quando e em que medida os espaços da arcada podem fechar, e as alterações nas dimensões da arcada são variáveis de confusão.

4. As primeiras tentativas de G.V. Black para estimar o tamanho dos dentes foram baseadas em tabelas de larguras mesiodistais médias. Clinicamente, estas aproximações foram consideradas pouco fiáveis devido à grande variabilidade do tamanho dos dentes entre as pessoas.

5. Suzuki et al. desenvolveram um estudo no qual o uso de filmes cefalométricos de 45° foi considerado um método preciso, embora os valores previstos precisassem ser corrigidos por equações de regressão múltipla. Isso foi considerado uma desvantagem, pois necessitava de muitos cálculos e era difícil de ser utilizado clinicamente.

CONCLUSÃO

Vários académicos dedicaram quase cem anos de esforços para avaliar a posição dos dentes, o tamanho e a forma dos dentes, bem como a sua relação com a arcada dentária e a base apical dos ossos maxilares. Os ortodontistas actuais dispõem de amplos dados e informações para avaliar e diagnosticar um problema dentário através do exame de modelos de estudo, utilizando vários métodos de análise de modelos. Embora nenhuma forma de análise de modelos seja perfeita, cabe ao clínico utilizar determinadas análises de modo a obter as informações de interesse para o diagnóstico de um problema dentário. Cada uma das análises tem os seus méritos e deméritos no seu método de análise. As diferentes análises ajudam a obter informações diferentes relativamente às posições dos dentes, à discrepância do material dentário no perímetro da arcada, etc. Por conseguinte, cabe ao clínico utilizar judiciosamente várias análises de modelos para chegar a um diagnóstico, plano de tratamento e prognóstico sólidos de um problema dentário. Na análise da dentição mista, o método de análise de Moyer é considerado mais exato e é normalmente seguido pela maioria dos clínicos.

Embora os métodos de análise da dentição mista mais utilizados tenham sido desenvolvidos para crianças caucasianas norte-americanas, é razoável questionar a sua utilização noutras populações. Assim, deve ser defendida a utilização de equações de regressão e de gráficos de probabilidade especificamente desenvolvidos para uma determinada população.

<u>REFERÊNCIAS</u>

1. Moyer RE. Manual de Ortodontia. Análise da dentição e da oclusão. 4th ed. Chicago: Year Book Medical Publishers; 1988.

2. Graber TM, Vanarsdall RL, Orthodontics: Princípios e técnicas actuais. 2nd ed. St. Louis, Missouri: Mosby Year Book; 1994.

3. Rakosi T, Jonas I, Graber TM. Colour atlas of Dental Medicine Orthodontic Diagnosis. Nova Iorque: Thieme; 1993.

4. Musich, Ackerman. O catenómetro. Um dispositivo fiável para estimar o perímetro da arcada dentária. Am J Orthod. 1973; 63:366-75.

5. Sanin C, Savara BS. Análise do tamanho da coroa mesiodistal permanente. Am J Orthod. 1971; 59:488.

6. Howe RP, MC Namara Jr, O'connor KA. Um exame do apinhamento dentário e a sua relação com o tamanho dos dentes e a dimensão da arcada. Am J Orthod. 1983; 83:363-73.

7. Bolton WA. Desarmonia no tamanho dos dentes e sua relação com a análise e tratamento da má oclusão. Angle Orthod. 1958; 28:113-30.

8. Begg TR, Kesling TC. Teoria e técnica ortodôntica de Begg. 3rd ed. Philadelphia: WB Saunders; 1977.

9. Stiffer J. Um estudo da análise de Pont, Howe, Rees, Neff e Bolton em dentições de adultos de classe I. Angle Orthod. 1958; 28:215-25.

10. Hixon FH, Oldfather RE. Estimativa dos tamanhos de dentes cúspides e bicúspides não irrompidos. Angle Orthod. 1958; 28:236-40.

11. Proffit WR, Fields HW, Sarver DM, Ackerman JL. Ortodontia Contemporânea. 5th ed. St. Louis, Missouri: Mosby; 2013.

12. Joondeph DR, Riedel RA, Moore AW. Índice de Pont: Uma avaliação clínica. Angle Orthod.

1970; 40:112-7.

13.   Preto GV. Anatomia descritiva dos dentes. 3rd ed. Pheladelphia: SS white dental manufacturing;
1902.

14.   Korkhaus G. Dentadura e Ortopedia Maxilofacial. Munique: Springer; 1939.

15.   Korkhaus G. Pensamentos actuais da ortodontia na Alemanha. Am J Orthod.1959; 45:881900.

16.   Ballard ML. Assimetria no tamanho dos dentes; um fator na etiologia, diagnóstico e tratamento
da má oclusão. Angle Orthod. 1944; 14: 67-70.

17.   Seipel CM. Variação da posição dentária. Um estudo métrico da variação e adaptação nas
dentições decídua e permanente. Swedish Dent J. 1946; 39:2226.

18.   Ballard ML, Wylie WL. Mixed dentition case analysis estimating size of the unerupted size of
the unerupted permanent teeth. Am J Orthod e cirurgia oral. 1947; 33:754 - 9.

19.   CW de Carey. Dimensão do arco linear e tamanho do dente. Am J Orthod. 1949; 35: 762775.

20.   Nance HN. A limitação do tratamento ortodôntico. Am J Orthod and oral surgery.1947; 33:177-
223.

21.   Neff CW. Oclusão personalizada com coeficiente anterior. Am Jorthod. 1949; 35:30913.

22.   Strayer BR. Procedimento para avaliação e análise de casos. Am J Orthod. 1952; 38:73754.

23.   Rees DJ. Um método para avaliar a relação proporcional das bases apicais dos diâmetros de
contacto dos dentes. Am J Orthod. 1953; 39:695-702.

24.   Howes AE. Uma representação poligonal das dimensões das arcadas coronal e basal no plano
horizontal. Am J Orthod. 1954; 40:811-31.

25.   Barnes RE. Expansão precoce das arcadas decíduas e seu efeito no desenvolvimento da
dentição permanente. Am J Orthod. 1956; 42: 83-97.

26.   Neff CW. A relação de tamanho entre os segmentos anteriores maxilar e mandibular da arcada

dentária. Angle Orthod. 1957; 27:138-47.

27.   Foster RR, Wylie WL. Deficiência no comprimento do arco na dentição mista. Am J Orthod. 1958; 44:464-76.

28.   Hixon EH, Oldfather RE. Estimativa dos tamanhos da cúspide não irrompida de dentes bicúspides. Angle Orthod. 1958; 28: 236-40.

29.   Cohen MI. Reconhecimento da má oclusão em desenvolvimento Dent Clin North Am. 1959; 6:299-311.

30.   Bull RL. Método radiográfico para estimar a dimensão mesiodistal de dentes não irrompidos. Am J Orthod. 1959; 45:711-12.

31.   Moorrees CFA, Reed RB. Correlação entre os diâmetros das coroas dos dentes humanos. Archives of oral Biology.1946; 9:685-97.

32.   Moorrees CFA, Thomsen TO, Jensen E, Yen PK. Diâmetros mesiodistais das coroas dos dentes decíduos e permanentes em indivíduos. J Dent Res. 1957; 36:39-47.

33.   Howes AE. A expansão como procedimento de tratamento - qual é a sua posição atual? Am J Orthod. 1960; 46: 515-34.

34.   Vego L. Um estudo longitudinal do perímetro do arco mandibular. Angle Orthod. 1962; 32:187-92.

35.   Bolton WA. Tese de mestrado, Univ. de Washington, 1952.

36.   Bolton WA. A aplicação clínica de uma análise do tamanho do dente. Am J Orthod. 1962; 48: 504-29.

37.   Huckaba GW. Análise do tamanho do arco na previsão do tamanho dos dentes. Dent Clin North Am. 1964; 11:431-6.

38.   Doris JM, Bernard BW, Kuftinec MM, Stom D. Um estudo biométrico do tamanho dos dentes e apinhamento dentário. Am J Orthod. 1981; 79:326-35.

39. Mills LF, Hamilton PM. Epidemiological studies of malalignment, a method for computing dental arch circumferences. Angle Orthod. 1965; 35:244-8.

40. Beazley WW. Avaliação da discrepância do comprimento do arco mandibular utilizando um formulário de arco individualizado. Angle Orthod. 1971; 41:45-54.

41. Tanaka MM, Johnson LE. A previsão do tamanho dos caninos e pré-molares não irrompidos na população ortodôntica contemporânea. J Am Dent Assoc. 1974; 88:798801.

42. Ingervall B, Lennartsson B. Previsão da largura dos caninos e pré-molares permanentes na dentição mista. Angle Orthod. 1978; 48:62-69.

43. Staley RN, Hoag JF. Previsão da largura mesiodistal dos caninos e pré-molares permanentes superiores. Am J Orthod. 1978; 73:169-77.

44. Staley RN, Shelly TH, Martin JF. Previsão da largura dos caninos e pré-molares inferiores na dentição mista. Am J Orthod. 1979; 76:300-9.

45. Staley RN, Kerber PE. Uma revisão do método de previsão da dentição mista de Hixon e Oldfather. Am J Orthod. 1980; 73: 296-304.

46. Smith RJ, Davidson WM, Gipe DP. Forma dos incisivos e apinhamento dos incisivos: Uma reavaliação da relação de Peck e Peck. Am J Orthod. 1982; 82:231-35.

47. Pitek FM. Previsão da largura mesiodistal de caninos e pré-molares não irrompidos utilizando a largura vestibulolingual do primeiro molar. Am J Orthod. 1982; 82:84-5.

48. Frankel HH, Benz EM. Análise da dentição mista para negros americanos. Paediatr Dent. 1986; 8:226-30.

49. Rani MS, Goel S. Avaliação da análise da dentição mista de Moyers para a população do sul da Índia. J Indian Dent Assoc. 1989; 60:253-5.

50. Reddy Subba VV, Basappa N, Philip P. Formulação de tabelas de probabilidade e gráficos de previsão para análise da dentição mista em crianças do Sul da Índia. J Ind Orthod Soc. 1996; 27:41-

54.

51.   Schirmer UR, Wiltshire WA. Tabelas de probabilidade ortodôntica para pacientes negros de ascendência africana: análise da dentição mista. Am J Orthod Dentofacial Orthop. 1997; 112:545-51.

52.   Nayak A, Hazarey PV. Evaluation of Applicability of Moyers' Mixed Dentition Analysis for Central India Population (Avaliação da Aplicabilidade da Análise da Dentição Mista de Moyers para a População da Índia Central). J Ind Orthod Soc. 2004; 37:154-9.

53.   Buwembo W, Luboga S. O método de Moyer de análise da dentição mista: Uma meta-análise. Afr Health Sci. 2004; 4:63-6.

54.   Durgekar SG, Naik V. Avaliação da análise da dentição mista de Moyers em crianças em idade escolar. Indian J Dent Res. 2009; 20:26-30.

55.   Philip N.I, Prabhakar M, Arora D, Chopra S. Aplicabilidade das tabelas de probabilidades de dentição mista de Moyers e novas ajudas de previsão para uma população contemporânea na Índia. Am J Orthod Dentofacial Orthop. 2010; 138:339-45.

56.   Sholapurmath SM, Benni DB, Mandroli P. Aplicabilidade de duas análises de dentição mista em crianças da comunidade de Jangam da cidade de Belgaum. World J Dent. 2012; 3:324-9.

57.   Singh V, Singla A, Mahajan V, Jaj HS, Bawa T. Desenvolvimento de uma equação de previsão para a dentição mista numa população de Himachal. Indian J Dent Sci. 2013; 5:40-3.

58.   Galvao MAB, Dominguez GC, Tormin ST, Akamine A, Tortamano A, Fantini SM. Aplicabilidade da análise de Moyers na dentição mista: Uma revisão sistemática. Dental Press J Orthod. 2013; 18:100-5.

59.   Kaur A, Singh R, Mittal S, Sharma S, Bector A, Awasthi S. Avaliação e aplicabilidade da análise da arcada dentária mista de Moyers na população de Himachal. Dent J Adv Stud. 2014; 2:96-104.

60.   Umapathy T, Praveen P, Ananthraj A, Ashwini CP. Uma avaliação da validade da análise de

moyer e elaboração de tabelas de previsão para crianças de escolas urbanas de Bangalore. Int J Oral care Res. 2014; 2(6):39-48.

61. Rojo JFG, Sandoval DD, Minjarez AM, García ARR. Ajuste por género da análise da dentição de Moyers para a população de Nayarit (México). Revista Odontológica Mexicana. 2015; 19: 224-7.

62. *Pithon MM, Santos RL, Araujo JTS, Coqueiro RS.* Aplicabilidade da tabela de probabilidade de Moyers na população do nordeste do Brasil. Biosci J. 2015; 31:3118.

63. Al-Khadra BH. Previsão do tamanho dos caninos e pré-molares não irrompidos numa população árabe saudita. Am J Orthod Dentofacial Orthop. 1993; 104:369-72.

64. Yuen KK, Tang EL, So LL. Análise da dentição mista dos chineses de Hong Kong. Angle Orthod. 1998; 68:21-8.

65. Lee-Chan S, Jacobson BN, Chwa KH, Jacobson JS. Dentição mista para asiático-americanos. Am J Orthod Dentofacial Orthop. 1998; 113:293-9.

66. Gupta M, Bahl R, Girdhar P, Kumar M. Análise da dentição mista. Asia Pacific Dental Journal. 2015; 2:29-32.

67. Nourallah AW, Gesch D, Khordaji MN, Splieth C. Novas equações de regressão para prever o tamanho de caninos e pré-molares não irrompidos numa população contemporânea. Angle Orthod. 2002; 72:216-221.

68. Ling YK, Wong RW. Análise da dentição mista de Tanaka-Johnston para chineses do sul em Hong Kong. Angle Orthod. 2006; 76:632-6.

69. Al-Bitar ZB, Al-Omari IK, Sonbol HN, Al-Ahmad HT, Hamdan AM. Análise da dentição mista numa população jordana. Angle orthod. 2008; 78: 670-5.

70. Jaju KR, Gulve ND, Chitko SS. Uma nova equação para prever a largura de caninos e pré-molares permanentes não irrompidos para a população indiana cosmopolita. J Indian Orthod. Soc. 2010; 2:83-8.

71.	Ahluwalia P, Jodhka S, Thomas AM. Previsão da largura mesio-distal dos caninos e pré-molares numa amostra da população do norte da Índia. Indian Journal of Dental Advancements. 2011; 3:568-71.

72.	Mittar M, Dua VS, Wilson S. Fiabilidade das larguras dos primeiros molares e incisivos inferiores permanentes como preditor da largura dos caninos e pré-molares superiores e inferiores permanentes. Contemp Clin Dent. 2012; 3:8-12.

73.	Kundi IU, Dil F, Shah A, Bashir U. Aplicabilidade da análise da dentição mista de Tanaka e Johnston numa população paquistanesa contemporânea. Pakistan Oral and Dental Journal 2012; 32:253-59.

74.	Vilella OD, Assuncao PS, Assuncao RL. A análise ortodôntica de Tanaka-Johnston para indivíduos brasileiros. Revista Odonto Ciência. 2012; 27:16-9.

75.	Khanehmasjedi M, Bassir L. Previsão do tamanho dos caninos e pré-molares não irrompidos numa população iraniana. Indian J Dent Res. 2013; 24:493-7.

76.	Dhakal J, Shrestha RM, Shrestha S. Aplicabilidade da Análise de Tanaka & Johnston e Previsão da Nova Equação para a Amostra Nepalesa Contemporânea. *Orthodontic Journal of Nepal.* 2013; 3:14-8.

77.	Bangi LS, Reddy KK, Bansal A, Sana S, Safeena. Avaliar a exatidão da análise da dentição mista de Tanaka Johnston na população de Gulbarga: Um estudo in vitro. J Dent Medi Sci. 2014; 13:29-35.

78.	Tweed CH. O ângulo do incisivo mandibular de Frankfort no diagnóstico ortodôntico, planeamento do tratamento e prognóstico. Angle Orthod. 1954; 24:121-69.

79.	Paredes V, Gandia JL, Cibrian R. Um novo, preciso e rápido método digital para prever o tamanho de dentes não irrompidos. Angle Orthod. 2006; 76: 14-9.

80.	Darrell B, Orellana M. Precisão da tomografia computorizada de feixe cónico na previsão do diâmetro dos dentes não irrompidos. Am J Orthod Dentofacial Orthop. 2011; 140: 59-66.

81.   Singh M, Nanda RS. Previsão do tamanho do dente e sua aplicação clínica. J Indian Dent Assoc. 1972; 44:5-8.

82.   Kaplan RG, Smith CC, Kanarek PH. Uma análise de três análises de dentição mista. J Dent Res.1977; 56:1337-43.

83.   Zilberman O, Huggare JV, Parikakis KA. Avaliação da validade das medidas do tamanho do dente e da largura do arco utilizando modelos ortodônticos convencionais e virtuais tridimensionais. Angle Orthod. 2003; 73:301-6.

84.   Smith HP, King DL, Valencia R. Uma comparação de três métodos de análise de dentição mista. J Pedod. 1979; 3:291-302.

85.   Gardner RB. Uma comparação de quatro métodos de previsão do comprimento do arco. Am J Orthod. 1979; 75:387-98.

86.   Motokawa W, Ozaki M, Soejima Y, Yoshida Y. Um método de análise da dentição mista na mandíbula. J Dent for Children.1987; 54:114-8.

87.   Paula S, Almeida MAO, Lee PF. Predição do diâmetro mesiodistal de caninos e pré-molares inferiores não irrompidos por meio de radiografia cefalométrica de 45 graus. Am J Orthod Dentofacial Orthop. 1995; 107: 309-14.

88.   Tootla R, Fayle SA. Comparação de dois métodos de previsão de espaço na dentição mista. Odontopediatria. 2003; 25:350-6.

89.   Legovic M, Novosel A, Legovic A. Equação de regressão para determinar o diâmetro mesiodistal da coroa de caninos e pré-molares. Angle Orthod. 2003; 73:314-8.

90.   Sonawane S, Bettigiri A, Soni VP. Comparação de duas técnicas não radiográficas de análise da dentição mista e avaliação da sua aplicabilidade na população Marathi. Revista Científica. 2008; 2.

91. Dasgupta B, Zahir S. Comparação de duas técnicas não radiográficas de análise do espaço da dentição mista e avaliação da sua fiabilidade na população bengali. Contemp Clin Dent. 2012; 3:146-50.

92. Burhan AS, Nawaya FR. Previsão de caninos e pré-molares não irrompidos numa amostra síria. Prog Orthod. 2014; 15:2-8.

93. Ramesh N, Reddy MS, Palukunnu B, Shetty B, Puthalath U. Análise do espaço da dentição mista na população de Kodava: Uma comparação de dois métodos. Jornal de investigação clínica e de diagnóstico. 2014; 8:1-6.

94. Paredes V, Tarazona B, Zamora N, Cibrian R, Gandia L. Novas equações de regressão para prever o tamanho dos dentes humanos. Head & face medicine. 2015; 11:1-8.

95. Juneja S, Mahajan N, Kaur H, Verma KG, Sukhija M, Bhambri E. Avaliação comparativa de três análises de dentição mista e formulação de equações de regressão para a população do norte da Índia: A cross-sectional study. Biomedical journal. 2015; 38: 450-5.

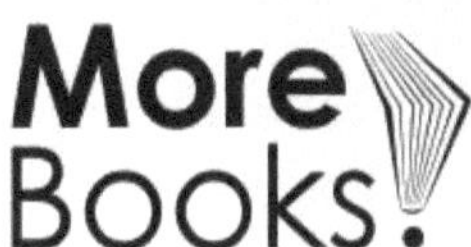

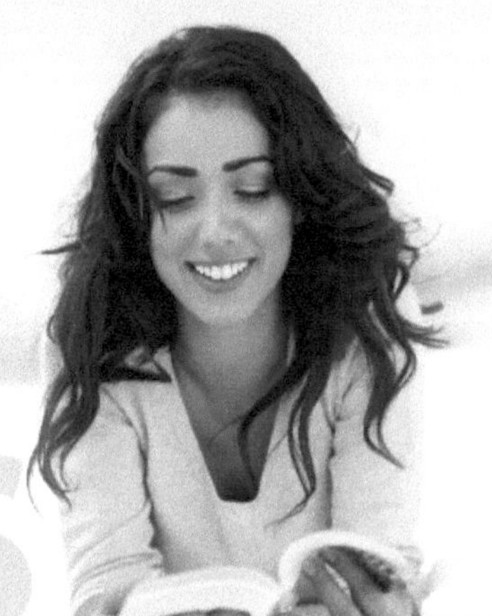

yes **I want** morebooks!

Buy your books fast and straightforward online - at one of world's fastest growing online book stores! Environmentally sound due to Print-on-Demand technologies.

Buy your books online at
www.morebooks.shop

Compre os seus livros mais rápido e diretamente na internet, em uma das livrarias on-line com o maior crescimento no mundo! Produção que protege o meio ambiente através das tecnologias de impressão sob demanda.

Compre os seus livros on-line em
www.morebooks.shop

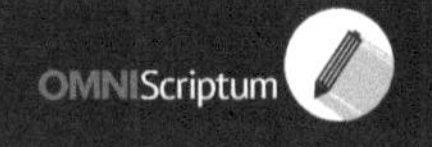

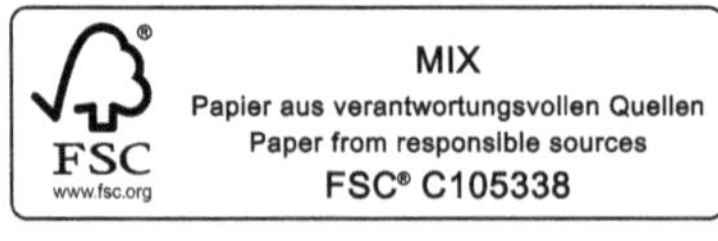

Printed by Books on Demand GmbH, Norderstedt / Germany